방사선 치료와 함께하는 암 극복의 여정

방사선 치료는 부작용 없는 무혈수술

방사선 치료와 함께하는 암 극복의 여정

방사선 치료는 부작용 없는 무혈수술

2022년 7월 7일 초판 1쇄

지은이 연세암병원 금기창 외

펴낸곳 연세대학교 출판문화원

주소 서울특별시 서대문구 연세로 50

등록 1955년 10월 13일(제9-60호)

전화 02) 2123-3378~82

팩스 02) 2123-8673

전자우편 ysup@yonsei.ac.kr

홈페이지 http://press.yonsei.ac.kr

기획 황세희

편집 구상나무

북디자인 이순민

삽화 한주용

ISBN 978-89-6850-654-3 (03510)

값 15,000원

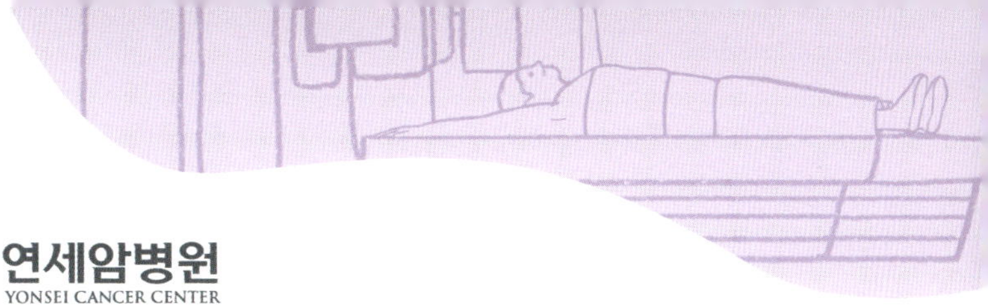

연세암병원
YONSEI CANCER CENTER

✚ 연세암병원기획총서 01

방사선 치료와 함께하는 암 극복의 여정

방사선 치료는
부작용 없는 무혈수술

금기창 외 지음

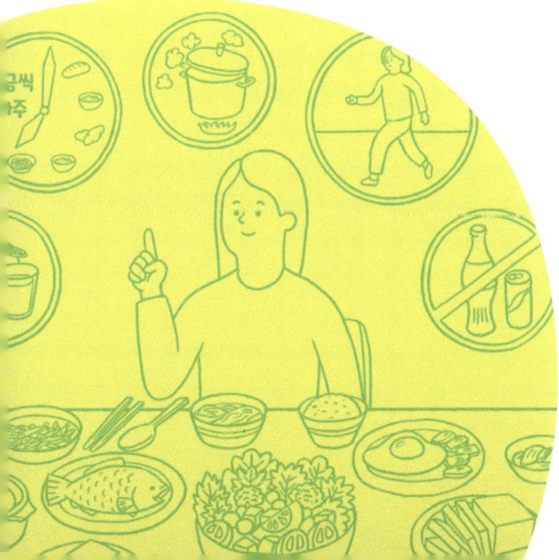

연세대학교 출판문화원

서문

세계적인 암 치료 및 연구 기관으로 거듭나는 길

방사선은 눈에 보이지 않는 빛입니다. 이 빛을 처음으로 세상에 알린 건 1895년 독일의 물리학자 빌헬름 뢴트겐입니다. 발견 당시에는 정체를 알 수 없었기에 X선으로 명명되었습니다. 이후 인류는 다양한 분야에서 방사선을 활용하고 있습니다. 의료 분야에서는 인체 내부를 보여 주는 현대 의학의 진단기법으로 정착했으며, 방사선이 내뿜는 고(高)에너지는 암세포를 사멸시키는 탁월한 치료법으로 사용되고 있습니다. 특히 치료 분야에서 초기에는 방사선 조사를 피부암처럼 표면에서 자란 암을 없애는 데 사용했지만, 1950년대 코발트 치료기(코발트 60 원격치료기, 선형가속기) 발명 후에는 체내에 있는 암도 치료하는 본격적인 방사선 치료 시대가 열렸습니다.

방사선이 방출하는 높은 에너지는 암세포 DNA뿐 아니라 정상 세포도 손상시킬 수 있습니다. 방사선 치료에 대한 두려움이 생기기 시작한 이유입니다. 실제 방사선 치료 부작용은 정상 세포 손상으로 나타나는 결과라 할 수 있습니다. 다행히 눈부시게 발전한 첨단 과학기술은 방사선을 방출할 때 암세포는 최대한 파괴시키고, 정상 세포는 최소한의 피해만 주는 정밀한 치료 기기를 개발시켜 왔습니다. 그 결과 방사선 치료는 암 정복과 분리해서 생각하기 어려울 정도의 고급화된 치료법으로 정착됐습니다. 실로 방사선 치료는 암 환자를 위한 현대 의학의 꽃이라 할 수 있습니다.

지금 대한민국은 1인당 국민소득 3만 달러 이상, 인구 5,000만 명 이상의 조건을 만족하는 '30-50클럽' 가입국입니다. 일본(1992), 미국(1996), 영국(2004), 독일(2004), 프랑스(2004), 이탈리아(2005)에 이어 2019년에 일곱 번째로 가입했으니 명실상부한 선진 대국입니다.

이런 국제적 위상을 반영하듯 건강 수준도 높아 2020년 기준 한국인 기대수명은 83.5세이며 최빈사망연령도 90세를 넘겼습니다. 3년 후인 2025년에는 65세 이상 인구가 20%를 넘기는 초고령사회에 진입하며 2030년에는 인류 최초로 여성의 기대수명이 90세를 넘기는 국가가 될 것입니다.

장수 선진국 국민의 노후 건강을 위협하는 가장 큰 문제는 암입니다. 한국인 사망 원인 1위가 암이 된 지는 오래며 전체 사망자 중 27%를 차지합니다. 매년 발생하는 암 환자는 25만 명을 훌쩍 넘어섰고 고령화와 더불어 이 숫자는 매년 증가할 것입니다. 따라서 암을 잘 관리하는 것은 질 높은 노후 건강과 직결되는 문제입니다.

다른 질병처럼 암 역시 예방이 최선책입니다. 하지만 암은 신체의 모든 부위에 발생할 수 있는 데다 원인도 다양하다 보니 근본적인 예방책이 아직 없습니다. 또 암세포가 돌연변이로 발생하므로 노화가 진행될수록 암 발생률이 높아지는 것도 사실입니다. 따라서 암은 예방뿐 아니라 조기에 발견해서 최적의 치료를 받는 게 중요합니다. 다행히 현대 의학은 암 환자 5년 생존율을 70%가 넘는 수준으로 끌어올렸습니다.

암 치료 효과가 좋아지면서 생명을 구하는 일뿐 아니라 환자의 일상을 유지하고 삶의 질을 떨어뜨리지 않도록 계획을 세우는 과정도 점점 더 중요해지고 있습니다.

현재 암 치료는 크게 수술, 항암 치료, 방사선 치료 등 세 가지로 이루어집니다. 이 중 수술과 방사선 치료는 국소적인 암을 치료하는 방법이며 항암 치료는 혈액으로 항암제를 주입해 전신에 약효가 전달되는 치료법입니다.

어떤 치료법이건 환자의 상태에 따라 맞춤형으로 시행되는 게 원칙이지만 방사선 치료는 부작용이 가장 적다는 장점이 있습니다. 첨단 기기를 적절하게 사용하면 몸속 깊은 곳의 암 덩어리를 파괴할 때 주변에 있는 정상 세포 피해를 최소한으로 줄이면서 치료할 수 있기 때문입니다.

물론 수술도 최근에는 복강경이나 로봇 수술 등을 통해 과거보다 부작용이 현저히 감소하고 있습니다. 하지만 전신 마취가 필요한 경우도 많고 수술 후 상처가 회복할 때까지 시간도 필요합니다. 또 수술 중에 다른 조직이나 장기가 손상될 위험도 상존합니다.

반면 방사선 치료는 최신 기술을 적용할수록 암세포에만 집중적으로 방사선이 조사됩니다. 전신 마취도 필요 없고 환자는 누워만 있어도 치료가 진행됩니다. 이런 이유로 특히 고령층 암 환자에게는 가능하면 방사선 치료가 최우선 치료법으로 권장되는 추세입니다. 실제 2010년에는 암 환자 네 명 중 한 명꼴인 25.4%가 방사선 치료를 받았지만 2019년에는 36.1%가 방사선 치료를 받았습니다. 서양에서는 처음으로 암 진단을 받은 환자 중 45~55%가 방사선 치료를 받습니다.

방사선 치료의 첨단화는 과학기술의 발달과 함께 갑니다. 따라서 4차 산업혁명 시대에는 치료 수준이 지속적으로 발전할 것입니다. 특히 연세암병원은 방사선 치료를 받는 암 환자를 위해 방사선종양학과 교수진뿐 아니라 여러 전문 분야의 암 치료 전문가들이 동시에 한자리에 모여 의논한 뒤 최선의 치료 방침을 제시하는 '다학제 진료'를 시행하고 있습니다. 이처럼 효율적인 다학제 진료가 가능한 이유는 연세암병원이 암 치료 분야 최고의 전문가들을 같은 공간에 모시고 함께 일할 수 있는 환경을 조성해 둔 덕분입니다.

연세암병원은 '하나님의 사랑으로 인류를 질병으로부터 자유롭게 한다'는 연세의료원의 미션을 수행하기 위해 2014년 지하 7층 지상 15층 건물로 완성됐습니다. 암병원을 지탱하는 빛의 기둥은 암 환자에게 희망의 메시지를 전하는 상징적 의미를 담고 있습니다. 최신형 다빈치 SP 로봇 수술기, 로보틱 IMRT LINAC 치료기 등 첨단 장비는 해마다 연세암병원을 찾는 60만 명의 환자를 위해 사용되고 있습니다. 덕분에 개원 이후 세계적인 암 치료 및 연구 기관으로 눈부신 발전을 지속해 세계 100대 암 연구 의료 기관이

됐습니다. 더 큰 도약을 위해 연세암병원은 내년부터는 국내 최초로 암 환자에게 중입자 치료를 시작합니다. '꿈의 암 치료'라 불리는 중입자 치료는 암 환자의 삶의 질을 획기적으로 향상시켜 줄 것입니다.

이 책은 방사선 치료와 관련된 모든 환자와 보호자, 그리고 의료진에게 과학적 근거를 바탕으로 한 희망의 길을 제시할 것입니다. 끝으로 이 유용하고 멋진 책이 세상에 나오도록 도와주신 윤동섭 의료원장님과 재능기부를 아끼지 않으신 집필진들, 그리고 출판 관련 모든 분께 진심으로 감사의 말씀을 드립니다.

2022년 7월

연세암병원장

금 기 창

차 례

1

왜 방사선 치료인가

왜
방사선 치료인가

이익재 연세암병원 방사선종양학과 교수

방사선 치료는 수술, 항암 치료와 함께 암 치료에는 없어서는 안 될 3대 표준 치료법 중 하나이다. 암 환자는 보통 세 명 가운데 한 명 정도가 방사선 치료를 경험한다. 방사선 치료란, 말 그대로 고에너지 방사선을 이용하여 암세포의 생존에 필수적 기관인 DNA에 직간접적인 영향을 주어 암세포를 죽이는 치료를 말한다. 직접적으로는 방사선 자체가 암세포의 DNA를 파괴하고, 간접적으로는 방사선이 DNA 주변의 물 분자를 활성산소로 만들어서 이 활성산소가 DNA를 파괴하게 된다. 이렇게 DNA가 파괴된 암세포는 서서히 사멸하게 되고, 더 이상의 분열을 하지 않게 된다.

방사선 치료는 수술처럼 한 번 치료실에 들어갔다 나오면 끝나는 것이 아니다. 많게는 30회 이상까지 나누어 치료하는 분할 치료를 하게 된다. 분할 치료를 하는 이유는, 분할 선량 정도의 방사선 치료 후 정상 조직은 어느 정도의 시간이 지나면 회복할 수 있으나 종양 조직은 이 정도의 선량에도 회복이 불충분하기 때문이다. 이러한 원리를 이용하여 분할 치료를 함으로써 정상 조직의 방사선 장애는 최소화하고 종양 조직의 파괴는 높여서 암세포만 선택적으로 파괴할 수 있다.

실제 진료실에서 환자들이 가장 많이 궁금해하는 것은 무엇

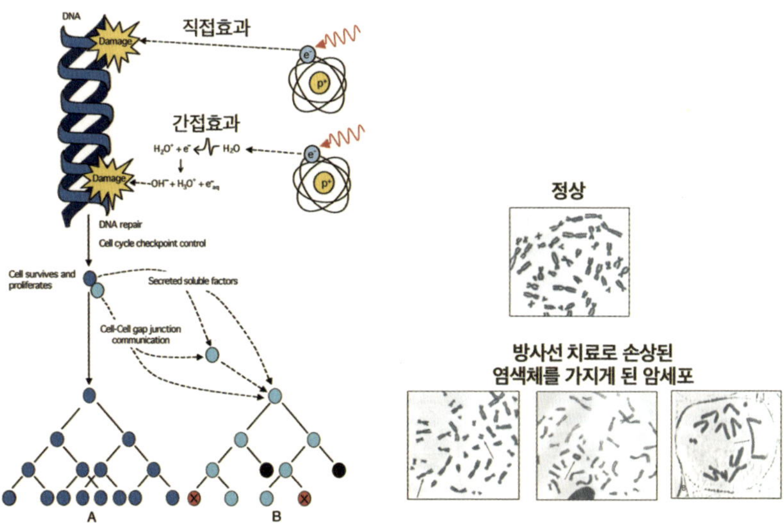

[그림 1-1] 방사선이 암세포를 파괴하는 기전

방사선 치료로 DNA가 손상되어 비정상적인 염색체를 가지게 된 암세포는 서서히 사멸하게 된다.

Morgan W F, Sowa M B PNAS 2005; 102: 14127-14128

일까. 방사선 치료가 끝나는 날 진료를 할 때, 자신의 병이 얼마나 없어졌는지를 질문하는 경우가 많다. 앞에서 설명했듯이 DNA가 파괴된 암세포는 서서히 사멸하게 되므로 수 주일에서 수개월에 걸쳐서 종양의 크기가 감소한다. 따라서 일정 기간이 지난 뒤 영상 검사 등을 통해 치료 반응을 설명할 수 있는 경우가 대부분이다.

적은 부작용으로 인체 내부의 종양을 제거할 수 있다

암의 3대 표준 치료법 중 하나인 항암 치료를 할 때, 항암제가 전신의 혈액을 타고 돌아다니면서 전신적인 부작용을 야기하기도 한다. 특히 전신 상태가 나빠지거나 백혈구 수치가 기준치 이하로 떨어져서 치료를 중단하는 경우도 종종 있다.

수술의 경우에는 최근 로봇 수술들을 통한 덜 침습적인 수술 기술들이 많이 나오고는 있지만, 전신 마취를 해야 한다는 점, 수술 후 회복 기간이 필요하다는 점, 신체 내 장기나 조직을 절제하여 생기는 부작용을 피할 수 없다는 점 등의 단점이 있다.

이와 비교하여 방사선 치료의 가장 큰 장점이라면 역시 적은 부작용으로 인체 내부의 종양을 제거할 수 있다는 점이다. 방사선 치료는 국소 치료인 만큼, 부작용도 방사선에 노출된 부분에만 국소적으로 나타난다. 또한 최근 방사선 치료 기술의 발전으로 인해 정상 조직에는 방사선 조사를 최대한 피할 수 있도록 치료의 정확

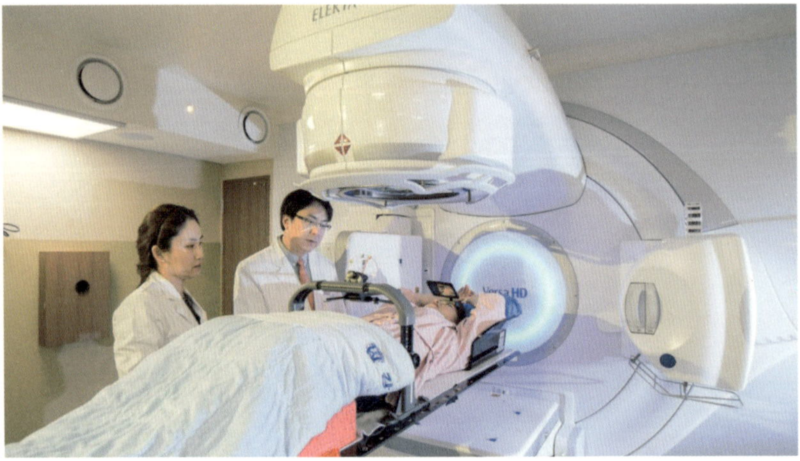

[그림 1-2]
방사선 치료는 CT 찍을 때와 같이 누워 있기만 해도 치료가 진행되는 비침습적인 치료이다.
(라이낙 방사선 치료기로 환자가 치료받는 사진)

성이 높아졌고, 덕분에 국소 부작용이 나타난다 하더라도 그 중증도가 매우 낮다. 무엇보다 수술과는 다르게 상대적으로 인체의 기능을 최대한 보존하면서 치료할 수 있다. 이처럼 부작용이 적고 누워만 있어도 치료가 진행되기 때문에 다른 두 치료법보다 여러 면에서 치료가 자유롭다.

이러한 장점 덕분에 수술이 어려운 고령 환자들에게 방사선 치료가 상당히 많이 사용되고 있다. 예를 들어 1기 폐암 환자의 경우, 수술을 먼저 권고하기는 하지만, 고령 환자에게는 전신 마취가 상당히 부담된다. 이럴 때 완치 목적의 방사선 치료 단독 요법을 시행하는데, 수술과 비교하여 뒤처지지 않을 정도의 치료 성적, 그리고 수술에 비해 상당히 적은 수술 후 부작용으로 환자들이 매우 만족하고 있다.

계속 업데이트되고 있는 방사선 치료

방사선 치료는 컴퓨터와 IT 기술의 발전과 함께 현재도 계속 업데이트되고 있다. 세기조절 방사선 치료의 도입으로 방사선의 양을 조절하여 정확성을 높이는 치료가 가능해졌는데, 이는 방사선 치료 부작용을 줄이는 데 큰 공헌을 하였다. 이와 함께 세기조절 방사선 치료를 효과적으로 수행할 수 있도록 영상유도 방사선 치료(방사선 치료 직전에 추가적인 영상을 획득하여 치료계획용 CT와 비교해 오차를 최소화하는 방사선 치료), 호흡으로 인한 움직임을 고려한 방사선 치료 기법 등이 함께 도입되면서 치료의 정확도를 한껏 높이게 되었다. 실제로 20~30년 전에 비해 현재 방사선 치료를 받는 환자들 가운데 부작용을 호소하는 비율이 눈에 띄게 줄었으며, 치료 성적도 크게 향상되었다.

20여 년 만에 다시 방사선 치료를 받은 환자

20여 년 전에 자궁경부암으로 방사선 치료를 받았던 한 환자가 최근에 폐암 진단을 받고 다시 한번 방사선 치료를 받게 되었

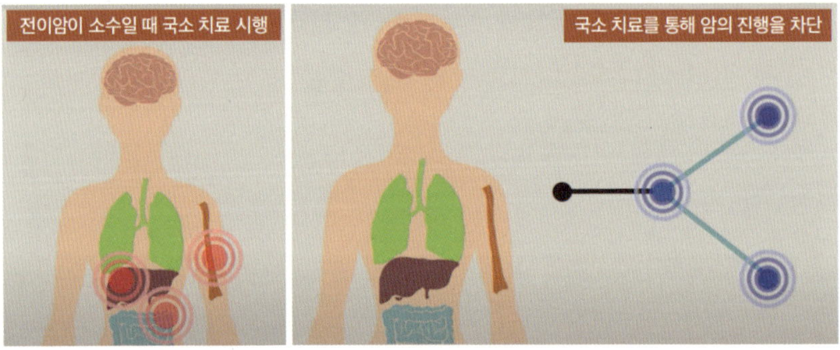

[그림 1-3] 소수 전이암에서 방사선 치료의 역할
https://www.youtube.com/watch?v=vGvdn7Qfcks&list=PLKG5fpAJAzZixe4EkaF0M23kw7Q-PR8oO
(출처: 세브란스병원 유튜브)

다. 외래에서 만난 이 환자는 방사선 치료 기술의 발전에 굉장히 놀라워하며 이런 이야기를 들려주었다.

> "20년 전에 방사선 치료를 받았을 때는 너무 힘들었고 상당히 고생했어요. 이번에도 그러면 어쩌나 하고 걱정했는데, 예상외로 크게 힘들지 않고 부작용도 없어서 놀랐습니다."

이렇게 방사선 치료 기술은 수십 년 동안 눈에 띄게 발전하였으며, 지금도 발전 중인 현재진행형이다.

또한 2023년부터 연세암병원에서 국내 최초로 도입 예정인 중입자 치료를 통해 기존 X선을 이용한 방사선 치료보다 2~3배 높은 치료 효과(생물학적 효과비, 세포 살상 능력)가 예상된다. 또한 일정 깊이에서 에너지를 한 번에 방출하고 방출 전과 후에는 조직에 거의 영향을 주지 않는 '브래그 피크(Bragg Peak)'라는 특성을 이용하여 정상 조직에 미치는 영향을 최소화하면서 종양에만 집중적으로 조사하는 것이 가능하게 된다.

방사선 치료의 적용 범위도 넓어지고 있다. 이전에는 통증 혹은 증상 조절 역할을 할 뿐이던 4기 암에서의 방사선 치료가, 현재는 소수 전이암이라는 개념의 도입과 면역 치료제의 발전 덕에 그 역할이 더욱 커졌다.

4기 암에서의 방사선 치료는 면역 치료제의 효과를 더욱 높일 수 있으며, 특히 소수 전이암에서의 그 효과가 더욱 크다는 연구 결과가 많이 나왔고, 현재 실제 임상에서도 적용되고 있다. 뿐만 아니라 수술 전/후 방사선 치료를 통해 재발률을 낮추고, 수술이 불가능한 암에서의 완치 목적의 치료 등 기존의 방사선 치료의 역할도 여전히 넓게 적용이 되고 있다.

실제로 방사선종양학과에서 치료받는 환자들이 해를 거듭할수록 늘어나고 있다. 이전과는 다르게 여러 가지 암종과 병기의 환자들이 다양한 목적의 방사선 치료를 위해 내원하고 있다. 그에 따라 타과와의 커뮤니케이션도 증가하고 있다. 방사선 치료의 적용 범위가 넓어진 만큼 환자 개인 맞춤형 치료의 중요성이 대두되었고, 다학제에서의 방사선종양학과의 역할 또한 커지고 있다.

방사선 치료를 받아 골전이가 눈에 띄게 호전된 소수 전이암 환자

필자가 치료했던 환자 중에서 간암과 함께 골전이가 된 환자가 있었는데, 소수 전이암이었다. 원발병소는 수술로 제거가 되었는데 골전이가 되어 주변 정리까지 하고 계셨다. 그 상태에서 골전이에 집중해서 방사선 치료를 시행하고 추적관찰을 했는데, 방사선 치료를 받은 골전이가 눈에 띄게 호전되고 종양표지자 검사도 거의 정상 수치로 떨어졌다.

그렇다고 완치가 된 것은 아니었다. 계속 추적관찰을 하는 도중에 한두 개씩 소수 전이암이 발생했고 이를 방사선 치료를 이용하여 적극적으로 치료하였다. 이에 골전이가 되고 나서도 5년 이상의 장기 생존이 가능했다. 지금도 환자의 일상생활이 방해받지 않을 정도로 컨디션이 나빠지지 않은 상태로 계속 진행 중이다. 이처럼 이제 소수 전이암과 같이 4기 환자들도 일상생활을 유지하면서 오랜 생존 기간을 누릴 수 있는 시대가 왔다. 이를 위해 방사선 치료의 역할은 필수적이다.

다학제 진료를 통한 환자 개인 맞춤형 치료

이러한 성공적인 치료가 계속적으로 늘어나려면, 방사선종양학과에서만 치료를 결정하는 것이 아니라 관련된 여러 과 선생님들과의 깊고 다양한 논의가 진행되는 다학제 진료가 필수적이다. 이전

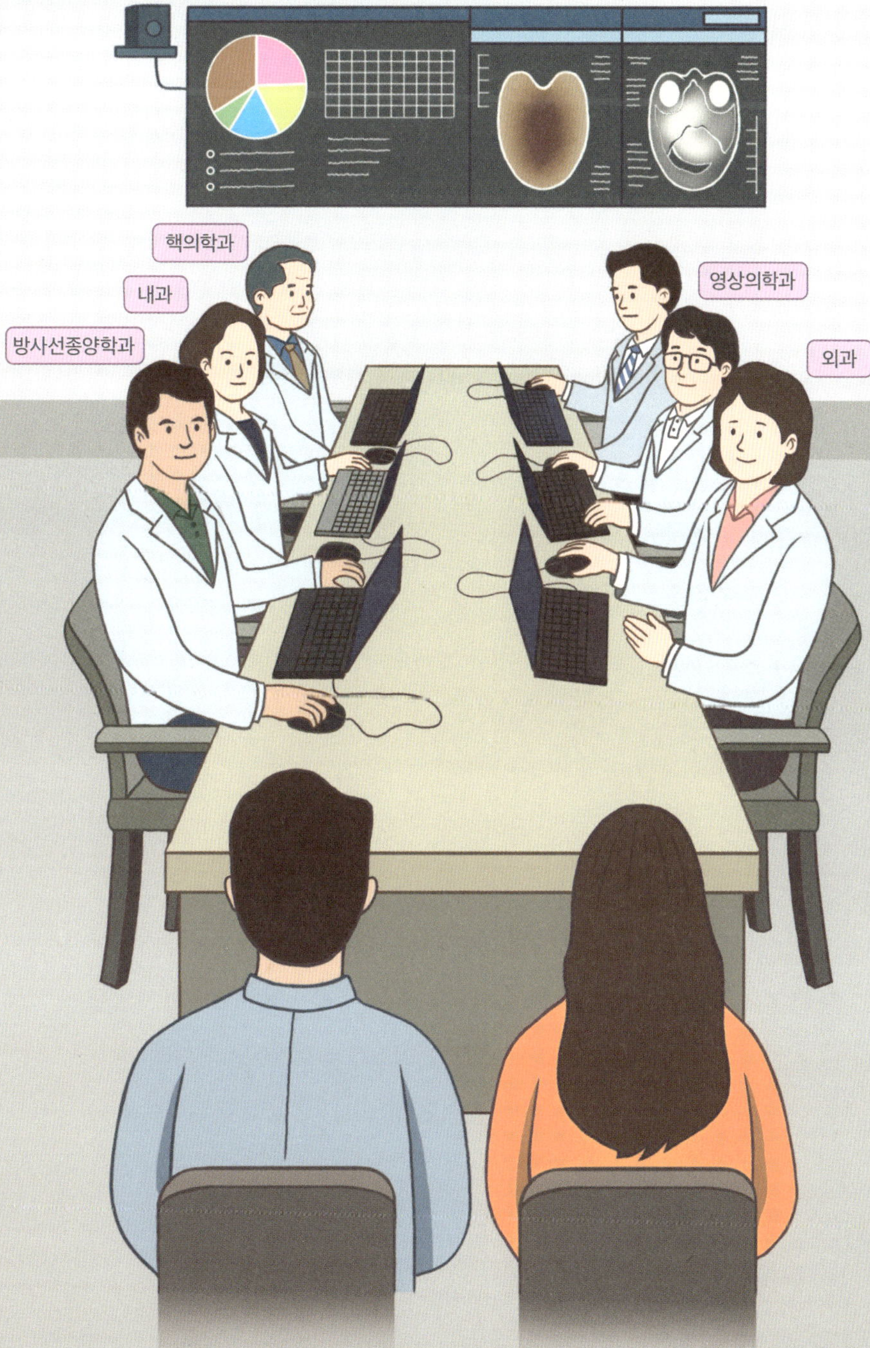

[그림 1-4]

방사선 치료의 역할이 넓어지면서 다학제 진료를 통한 환자 개인 맞춤형 치료가 더욱 중요해졌다.

과 다르게 방사선종양학과는 이제 다학제에서는 없어서는 안 될 중요한 포지션을 담당하고 있다. 타과에서도 방사선종양학과를 더욱 신뢰하고 있으며 방사선 치료에 대한 의존도 역시 높아지고 있다.

실례로 고령의 간암 환자가 있었는데, 영상의학적 검사로는 수술을 진행할 수 있는 병변이었다. 하지만 환자가 관상동맥 질환과 함께 스텐트 시술을 한 과거력이 있었고, 오랜 흡연력으로 폐 기능 또한 좋지 않았다. 따라서 수술 외의 방법을 각 분야의 교수님들과 논의하게 되었다. 수술 말고 시행할 수 있는 방법으로는 간동맥색전술과 고주파치료술 등이 있었다. 그런데 환자의 병변이 이러한 시술의 접근이 어려운 곳에 위치하고 있었다. 이에 방사선 치료를 하기로 했고, 체부정위 방사선 치료를 시행하여 완치가 되었다.

이와 같이 다양한 분야의 전문가들과 다양한 환자의 상태와 병변의 위치, 병기 등을 고려하여 최적의 치료법을 찾아가는 것이 다학제 진료이다.

"왜 방사선 치료인가?"라고 누군가 물어본다면 위와 같은 방사선 치료의 장점과 앞으로의 가능성에 대하여 말해 주고 싶다. 방사선종양학과 의사들은 환자들을 암으로부터 해방시키기 위해 최선을 다하고 있다. 이러한 노력을 통해 앞으로 방사선 치료는 더욱 발전하게 될 것이다.

2

방사선 치료의 종류

방사선 치료의 종류

김진성·김호진 연세암병원 방사선종양학과 교수

19세기 말, 현대 과학의 토대가 만들어지던 시기에 많은 사람이 '빛'에 대해 관심을 가지고 있었다. 빛과 관련된 실험 가운데, 음극과 양극을 진공의 유리관에 두고 두 단자 사이에 전압을 흘려 전자의 흐름을 만들어 내는 음극선 실험이 물리학자들 사이에 한창 관심사였다.

X선의 발견: 의학물리의 탄생

독일의 빌헬름 뢴트겐(Wilhelm Röntgen) 역시 진공관으로 음극선을 연구하던 물리학자이다. 1895년 11월, 진공관 실험 중 뜻밖에도 진공관에서 멀리 떨어진 지점에서 빛을 관찰할 수 있었다. 그는 이를 새로운 형태의 광선이라고 생각했고, 원인을 정확히 알 수 없다는 의미에서 'X'선이라고 명명한다.

[그림 2-1(a)]는 X선을 이용하여 뢴트겐 부인의 손을 촬영한 영상이다. 이 발견을 기록한 논문이 1895년 12월에 출판되었고, 1901년 영광스럽게도 뢴트겐은 노벨 물리학상의 첫 번째 수상자가 되었다. 당시 사람들이 이 발견을 얼마나 높게 평가했는지 가늠할 수 있는 지표이기도 하다. 바야흐로 방사선물리학, 의학물리학의 시발점이었다.

[그림 2-1(b)]는 X선의 발생 원리를 보여 주고 있다. 음극(Cathode)에서 텅스텐 코일에 전류를 가해 열이 발생하고 이로부터 전자가 생성된다. 생성된 전자는 전극의 전위차(전압)로 인해 가

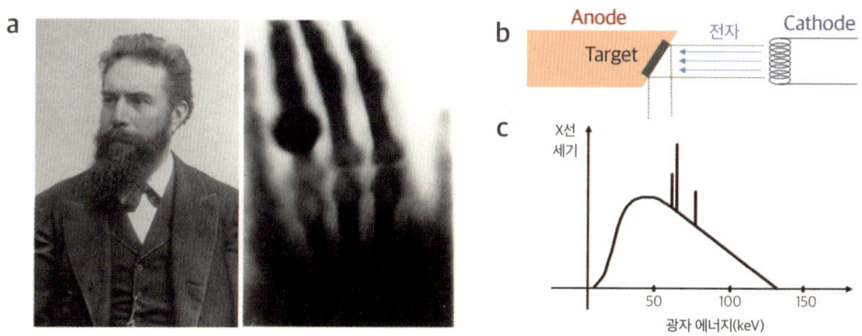

[그림 2-1]
(a) X선을 발견한 뢴트겐 박사와 최초의 X선 촬영, (b) X선 발생 원리, (c) X선 에너지 스펙트럼의 예시

속이 되고, 양극(Anode)에 위치한 금속 물질(Target)에 부딪히면 수많은 전자들 가운데 일부가 X선으로 변환된다. 금속 물질은 높은 열을 견딜 수 있을 정도의 녹는점을 가지고 있어야 하며, 원자번호가 클수록 X선 변환율은 높아지기 때문에 원자번호가 큰 중금속 물질이 후보군이 될 수 있다. 대부분의 경우에 효율성과 경제성 등을 고려하여 텅스텐(원자번호 74)이 주로 쓰이고 있다. [그림 2-1(c)]는 발생된 X선의 에너지 스펙트럼을 보여 준다.

X선의 진화: 방사선 치료

X선은 백여 년에 걸쳐 산업 전반에 큰 영향을 끼쳤다. 의료에서는 영상뿐만 아니라 암 치료에까지 활용되기 시작했다. 최초의 방사선 치료 사례는 X선 발견 이듬해인 1896년 프랑스에서 위암 치료에 X선 방사선을 활용한 것이다. 당시에는 정확성을 보장할 수 없었기에 그 효과 역시 입증하기 어려웠다. 기술적인 한계도 있었다. [그림 2-1]에서 알 수 있듯이 진단용 X선 장비는 주로 킬로볼트(kilo-voltage, kV) 전압의 X선을 발생시킬 수 있으나, 이는 체내 깊숙이 위치한 고형 암세포를 치료하기에 충분하지 않은 에너지였다.

그렇다면 어떻게 에너지를 크게 만들 수 있을까?

충격량과 같은 물리적 공식에 대입해 본다면, 입자의 질량을 크게 하거나 속도를 높이면 입자의 에너지를 크게 할 수 있다. X선은

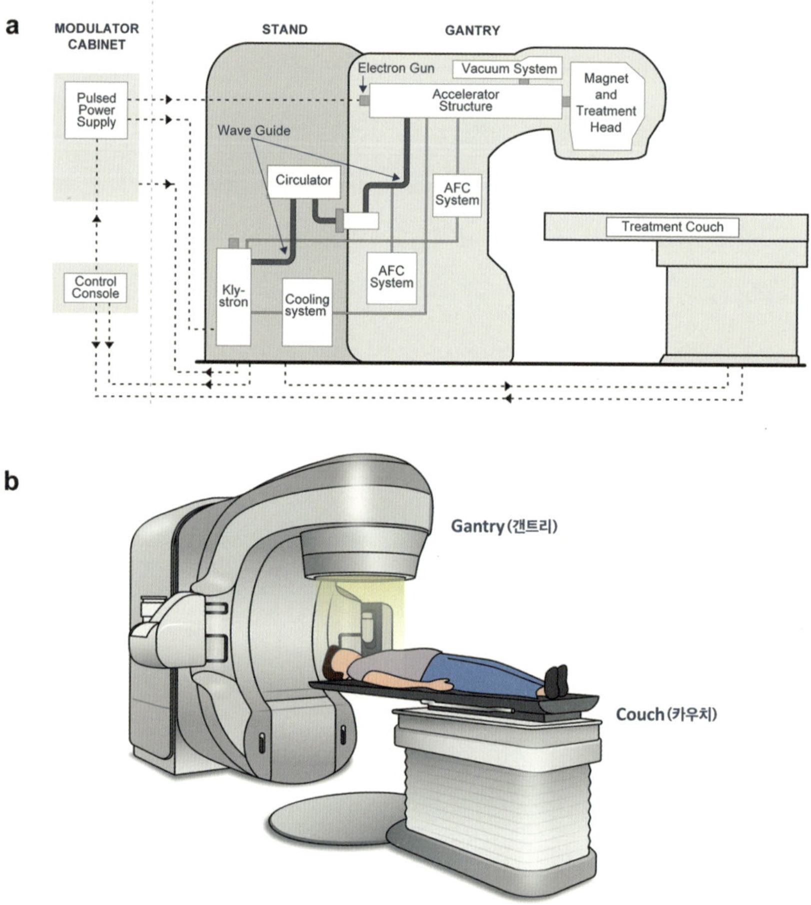

[그림 2-2]

(a) 방사선 치료용 선형가속기의 구조

(b) 실제 방사선 치료기의 모식도[빔의 방향을 결정하는 갠트리(Gantry)와 환자 치료용 테이블(Couch)]

'전자'라는 입자로부터 발생하고 그 질량은 한정되어 있으므로, '전자'의 속도를 증가시키는 것이 그 답이 될 수 있다. 예컨대, 일반적인 차량과 같은 경우에도 같은 질량을 가지고 있으나 속도를 높일수록 추돌 시 그 충격량(곧 에너지)이 커진다는 것을 떠올려 볼 수 있다.

20세기 중반에 이르러 전자의 속도를 증폭시킬 수 있으며 이를 방사선 치료에 활용할 수 있는 소형 '가속기'에 대한 연구가 활발해졌다.

그 결과 고에너지의 X선을 생성할 수 있는 '선형가속기(Linear Accelerator, LINAC)' 기반의 방사선 치료기가 등장하게 되었다. [그림 2-2(a)]는 현재 X-ray 기반 방사선 치료에 쓰이고 있는 일반적인 선형가속기의 구조를 보여 준다. 복잡해 보이는 구조이지만, 결론적으로 이러한 선형가속기의 목적은 전자를 엄청난 속도로 가속시켜 큰 에너지를 발생시키고, 이를 통해 높은 에너지를 가진 X선을 만드는 데 있다. 현재 X선 방사선 치료에 쓰이는 에너지는 6~15메가볼트(Mega Voltage)로 진단용 X선의 수십 배에서 수백 배에 이른다.

방사선 치료의 도약

방사선 치료는 1990년대부터 2000년대에 이르는 시기에 컴퓨터의 연산 속도, 의료영상 기술의 발전과 더불어 한 단계 더 도약할 수 있었다. 이러한 발전을 가능케 했던 원동력 몇 가지를 구체적으로 소개하고자 한다.

3D 기반 방사선 치료

방사선 치료를 위해서는 실제 환자 치료 전 어느 각도에서 어느 정도의 방사선량을 전달해야 할지를 결정하는 치료계획이 필수적이다. 과거에는 치료계획 시 진단용 X선 영상을 기초로 방사선 치료계획을 세웠다([그림 2-3(a)]). 3D 인체 구조가 간과되어, 방사선이 전달되는 경로에 있는 신체 기관들을 정확히 치료계획에 고려할 수 없다는 단점 때문에 정밀한 방사선량 전달에 한계가 있었다.

그러다가 컴퓨터 단층촬영(Computed Tomography, CT)과 자기공명영상(Magnetic Resonance Imaging, MRI) 장비가 널리 보급되면서 3D 영상이 방사선 치료에 활용되기에 이르렀다. 대부분은 CT 영상

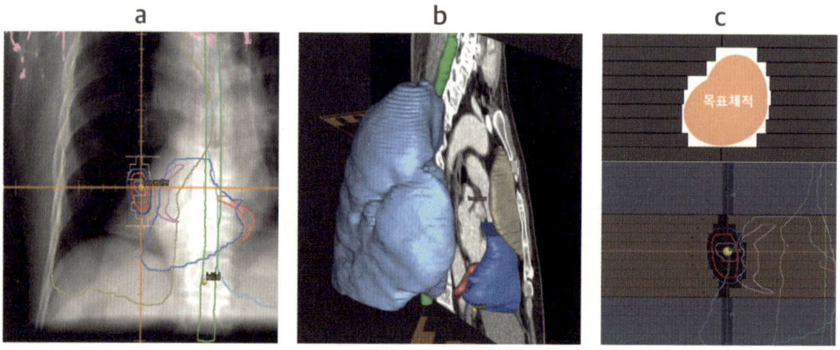

[그림 2-3]
(a) 2D 영상 기반 방사선 치료, (b) 3D CT 영상 기반 방사선 치료, (c) 다엽 콜리메이터(MLC)의 개념 및 그래픽

을 기반으로 3D 영상 정보를 구성하고, 영상에 목표체적(Target Volume)과 정상 장기를 분할(Contouring)하여 치료계획을 수립할 수 있게 되었다([그림 2-3(b)]). 이러한 3D 기반 방사선 치료를 위해서는 목표체적에 방사선량을 집중시킬 수 있는 새로운 구조물이 필요했는데, 이를 위해 다엽 콜리메이터(Multi-Leaf Collimator, MLC)가 등장했다([그림 2-3(c)]). MLC를 기반으로 한 3D 기반의 방사선 치료 기법을 3차원 입체조형 치료(3D Conformal Radiotherapy, 3D CRT)라고 정의한다. MLC는 목표체적의 모양을 따라 빠른 속도로 변형이 가능하기에 방사선 치료의 유연성을 극대화했으며, 이후 차세대 방사선 치료 기법이 확대되는 데 큰 기여를 했다.

세기변조(세기조절) 방사선 치료

3D CRT는 MLC를 3D 목표체적에 맞춰 변형시킴으로써 목표체적에 방사선을 집중시킬 수 있다는 점에서 기존 2D 기반 방사선 치료 대비 치료의 정밀도를 크게 향상시켰다. 하지만 목표체적 주변의 정상 장기를 보호하는 데에는 한계가 있었다. 이러한 단점은 특정 장기에 대한 방사선 치료가 제한될 수 있다는 점에서 방사선 치료의 아킬레스건이기도 했다.

20세기 말, 21세기 초에 이르러 방사선 치료의 패러다임을 완전히 바꿔 버린 기법이 등장했는데, 이를 세기변조(세기조절) 방사선 치료(Intensity Modulated Radiation Therapy, IMRT)라고 정의한다. [그림 2-4]는 IMRT와 3D CRT의 차이를 조금은 극단적으로 보여 주고 있다. [그림 2-4]의 왼쪽 이미지처럼 특정 방향 필드(Field)에서의 MLC의 관점에서 목표체적을 바라보았을 때, 방사선이 전달되는 길목에 정상 장기가 목표체적을 가리고 있음을 알 수 있다. 3D CRT는 목표체적에 정해진 방사선량을 채우기 위해 MLC가 목표체적의 형태를 따라 변형이 될 것이다. 반면 IMRT는 목표체적에 정해진 방사선량을 채우는 것을 목표로 하되, 주변 정상 장기를 보호하기 위해 MLC의 정렬을 변형시킬 것이다(변형된 정렬 형태는 알고리즘 및 필드의 배치에 따라 [그림 2-4]와 다를 수도 있다).

IMRT의 경우 [그림 2-4]와 같이 목표체적에 원하는 방사선량을 다 전달하지 못할 수도 있는데, 이를 어떻게 보상할 수 있을까?

[그림 2-5]는 두 가지의 형태로 질문에 대한 답변을 전달하고

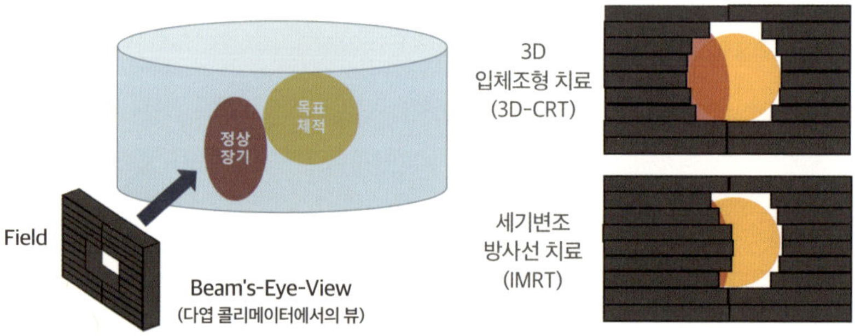

[그림 2-4]

(왼쪽) MLC의 관점에서 목표체적과 정상 장기 위치, (오른쪽) 3D CRT와 IMRT의 MLC 정렬 비교

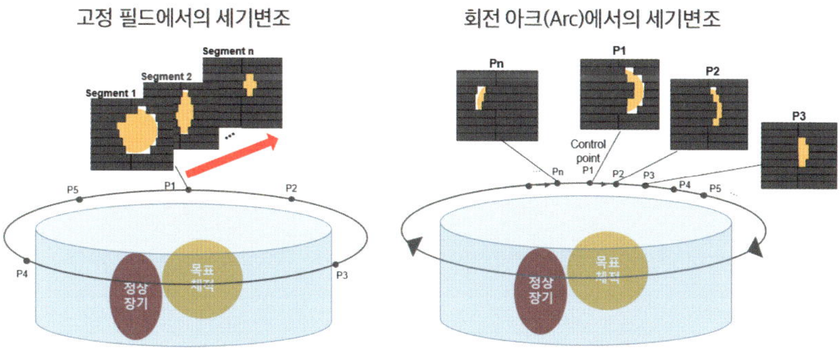

[그림 2-5] 세기변조(Intensity modulation)의 두 가지 방식
(왼쪽) 동일한 각도(Field)에서 구획(Segment)을 증가시키며 MLC, 방사선량 최적화
(오른쪽) 갠트리의 각도를 변형시키며 각 제어점(Control point)의 MLC 형태 및 방사선 세기변조

있다.

첫째, 특정 필드에서 다양한 MLC 형태와 방사선량 세기를 가진 구획(Segment)을 만들거나, 둘째, 갠트리(Gantry) 구조를 회전(Rotating Arc)시키면서 2~3도의 간격으로 떨어져 있는 제어점(Control Point)에서 MLC와 방사선량의 세기를 결정해 주는 방식으로 목표 체적에 원하는 선량을 전달할 수 있다. 첫 번째와 같이 고정된 빔의 방향에서 구획을 늘리는 방식을 고정 필드 세기변조 치료 방식(Static-field IMRT)이라고 정의한다. 반면 두 번째와 같이 갠트리가 회전하면서 연속으로 방사선량을 전달하여 치료를 진행하는 방식을 VMAT(Volumetric Modulated Arc Therapy)라고 부른다. 두 가지 방법 사이에 방사선량 전달 방식에 약간의 차이는 있으나, 공통적으로

방사선량의 세기가 MLC의 형태와 함께 제어점 또는 구획에 따라 변형되기 때문에 '세기변조(Intensity Modulation)' 치료 기법으로 명명되었다.

요컨대 IMRT라 함은 '목표체적의 방사선량 집중'과 '정상 장기 보호'를 모두 만족시키기 위한 방사선 치료계획을 찾는 것이다. 치료계획 과정은 주어진 제어점에서 'MLC의 형태'와 '방사선량 세기'를 최적화해야 하는 것이고, 이를 위해 적절한 최적화 알고리즘의 개발과 복잡한 연산을 수행할 수 있는 컴퓨팅 시스템이 필수적이다.

IMRT가 널리 보급된 것은 '세기변조'라고 하는 참신한 아이디어와 함께, 컴퓨팅 기술과 수학적 알고리즘의 발전이 있었기에 가능했다고 할 수 있다. 선형가속기와 함께 치료계획 최적화를 수행하는 소프트웨어(Treatment Planning System, TPS)는 IMRT에서 필수적인 아이템으로 자리 잡았고, CT 영상 장비와 비슷한 가격을 형성할 만큼 그 가치를 인정받고 있다.

영상유도 방사선 치료

정확한 방사선 치료는 정밀한 치료계획만으로 달성할 수 없다. 실제 치료 시에 환자가 치료계획용 CT를 촬영할 당시와 얼마나 유사한 자세를 유지하고 있느냐가 치료의 정확도를 좌우하는 또 다른 중요한 인자이다. 이를 확인하기 위해서 방사선 치료 직

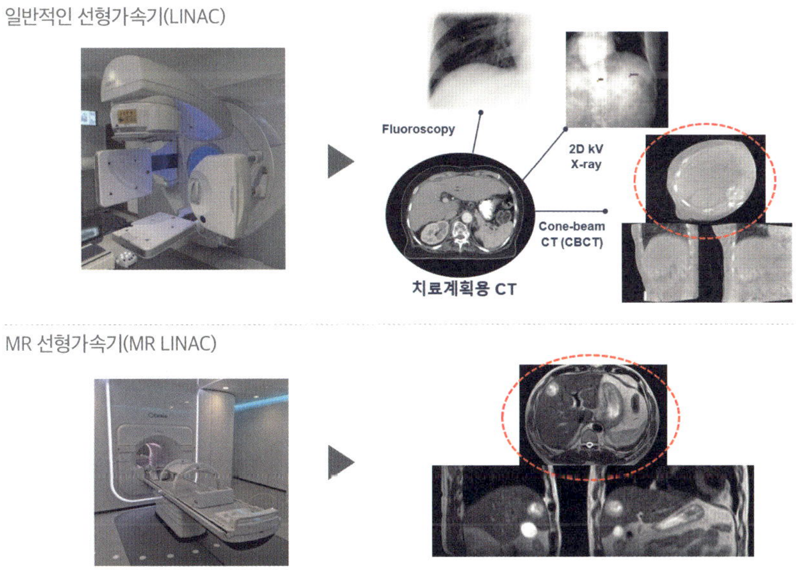

[그림 2-6] 영상유도용 방사선 치료 방식
(위) 일반적인 선형가속기에서 활용되는 CBCT, 2D X-ray, Fluoroscopy
(아래) MR 영상으로 영상유도 방사선 치료를 실시하는 MR LINAC

전 추가적인 영상을 획득하고, 획득한 영상을 치료계획용 CT와 비교하여 최대한 유사하게 치료용 테이블(Couch)을 이동하는 절차를 진행한다. 이를 영상유도 방사선 치료(Image-Guided Radiation Therapy, IGRT)라고 한다.

[그림 2-6]에서 보듯이 일반적인 방사선 치료용 선형가속기는 실제 방사선 치료용 갠트리뿐만 아니라 보조적인 영상장치를 가지고 있다. 선형가속기 제조사마다 차이는 있으나 2D X선 영상

을 통해 뼈 조직 기반으로 환자의 위치를 정렬하고, 이후 Cone-beam CT(CBCT) 등 3D 영상을 획득하여 치료계획 CT 영상과 비교하는 과정을 거친다. CBCT는 일반적인 CT에 비해 영상의 퀄리티는 떨어지지만, 빠른 속도로 3D 영상을 획득할 수 있다는 점에서 방사선 치료에 적합한 영상 장비다. 대다수의 IMRT, 3D CRT 치료 시에 CBCT 영상을 촬영하여 영상유도 방사선 치료를 시행하고 있다.

2010년대에 이르러 자기공명영상(Magnetic Resonance Imaging, MRI)이 본격적으로 방사선 치료에 활용되기 시작했다. 높은 자기장의 세기를 가진 MR 영상 기기와 고에너지의 방사선을 생성하는 LINAC을 결합하는 것은 기술적으로 어려운 일이어서 실제 치료에 쓰이기까지 오랜 시간이 걸렸다. 새로운 방사선 치료 기기는 MR 영상과 선형가속기가 결합되었다고 해서 MR Linac으로 불리고 있다.

[그림 2-6]에서 볼 수 있듯이 MR 영상은 CBCT에서는 눈으로 구별하기 힘든 암세포의 위치를 쉽게 감지할 수 있으며, 이를 통해 상복부, 골반, 뇌종양의 치료 정확도를 향상시키는 데 크게 기여할 것으로 예상된다. 2021년에는 강남세브란스병원에 1.5T MRI가 탑재된 MR Linac이 국내 최초로 설치되어 방사선 치료를 진행하고 있다.

체내 근접방사선 치료

지금까지 소개했던 방사선 치료는 공통적으로 환자 체외에서 갠트리를 회전시켜 특정 방사선량을 환자의 체외에서 전달하는 체외 방사선 치료(External Beam Radiation Therapy, EBRT)에 속한다. 이런 방식과 달리, 체내에 방사선원을 위치시켜 암을 치료하기도 하는데, 이를 체내 근접방사선 치료(Brachytherapy)라고 정의한다. Brachytherapy에서 Brachy-라는 접두사는 '짧은, 가까운'이라는 의미의 그리스어(brachys)에서 유래했으며, 의학 용어에서 종종 쓰인다.

[그림 2-7]에서 알 수 있듯이, 근접방사선 치료는 암세포 주변

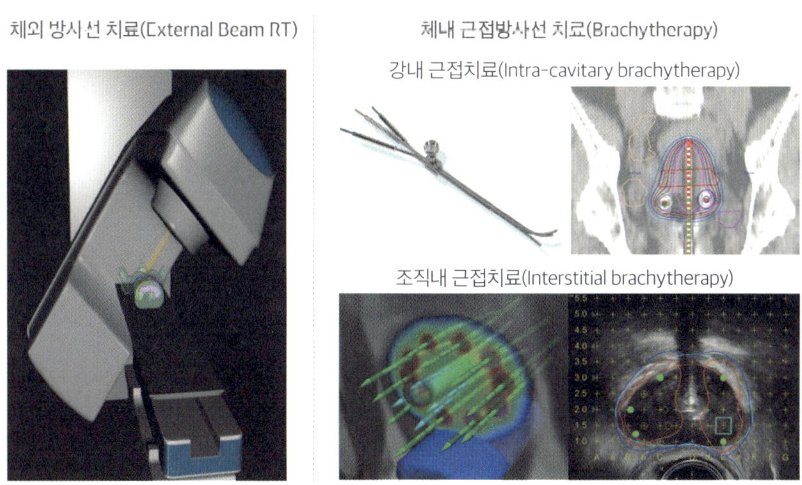

[그림 2-7] 체외 방사선 치료와 비교되는 체내 근접방사선 치료(강내/조직내 근접방사선 치료)

에 있는 공강에 방사선원을 위치시키는 강내 근접치료(Intra-cavitary brachytherapy)와 수술을 통해 암세포에 직접 방사성 시드(Seed)를 침습하는 조직내 근접치료(Interstitial brachytherapy)로 분류할 수 있다. 강내 근접치료는 여성의 자궁암, 조직내 근접치료는 남성의 전립선암을 치료하는 데 주로 활용되고 있다. 현재 연세암병원에서는 가능한 환자군에 대해 강내, 조직내 근접치료를 적극적으로 실시하고 있다.

입자 방사선 치료

X선 체외 방사선 치료는 선형가속기로 전자를 가속시키고 이를 타깃(Target)에 부딪혀 X선을 발생시키는 원리였다. 발생된 X선은 어떠한 하전 입자도 띠지 않는 입자다. 하지만 전자와 같이 전하를 가진 입자(Charged Particle)들도 방사선 치료에 활용될 수 있다. 2000년대에 들어서는 양성자와 탄소 이온 중입자를 활용한 입자 방사선 치료가 큰 관심을 모으고 있다.

전자선 방사선 치료

선형가속기에서 가속된 전자는 메가볼트 단위의 높은 에너지를 가지고 있다. X선을 발생시킬 필요가 없으므로 금속 물질로 이루어진 타깃에 충돌시키지 않는다는 것이 X선 방사선 치료와 가장 큰 차이점이다. 타깃의 유무를 제외하고는 X선 방사선 치료기와 똑같은 기기를 활용하여 전자선 방사선 치료가 가능하다. '전자'라는 하전 입자는 원자핵에 비해 훨씬 가벼워 직진성보다는 산란 효과(Scattering Effect)가 강하기 때문에 사람에게 전달될 경우 체내 깊숙이 방사선이 전달되지 못한다. 전자의 산란 효과 덕분에 금속의 얇은 막(Foil)에 전자를 분산시키면 비교적 넓은 공간에 균일한 방사선량 분포를 만들 수 있다.

전자선 방사선 치료는 종양의 위치가 심부가 아닌 피부 표면 근처에 있고, 균일한(Uniform) 방사선을 전달하고자 할 때 활용한다. 따라서 피부암 환자들이나, 유방암 환자들의 집중 방사선 치료(Boost 치료)로 주로 쓰이고 있다.

양성자 방사선 치료

양성자 방사선 치료와 다음에 소개할 탄소 중입자 방사선 치료는 기존의 X선, 전자선 방사선 치료와는 상이한 물리적, 생물학적 특성을 가지고 있다. 외형적으로는 고에너지의 무거운 하전 입자(전하를 띠고 있는 입자)를 생성해야 하기 때문에 가속기의 규모가 훨씬 더 커지게 되었다. 사이클로트론, 싱크로트론 등 큰 규모의 입자 가속기들이 방사선 치료에 활용되기 시작했다. 사이클로트론은 양성자 방사선 치료에 활용되고 있으며, 최근에는 기술의 발전으로 그 규모가 점점 작아지는 추세이다.

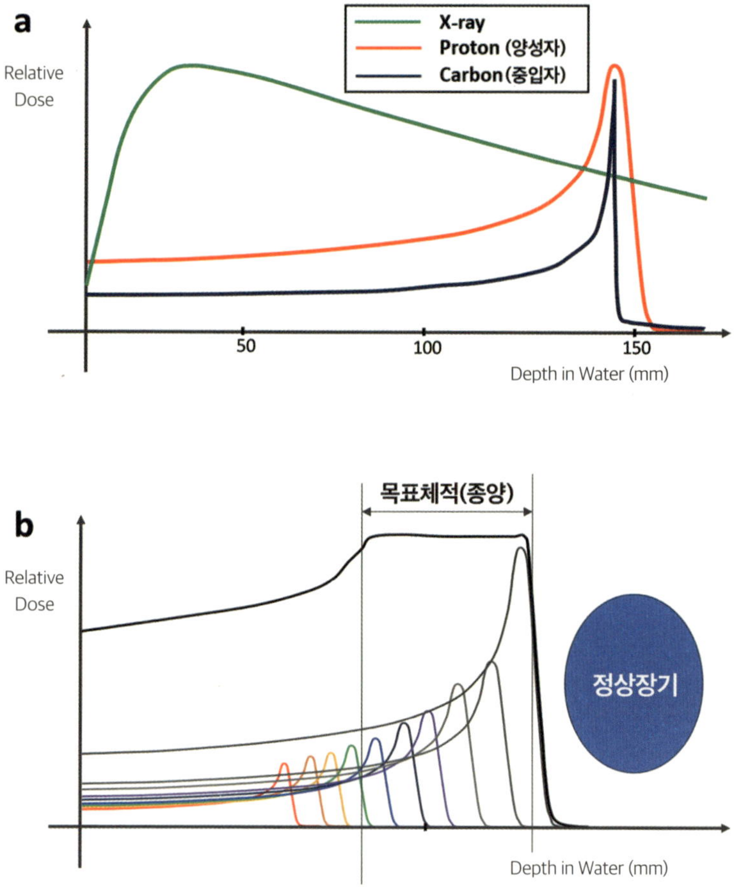

[그림 2-8]

(a) 물의 깊이에 따라 변화하는 방사선량(X선, 양성자, 탄소 중입자)

(b) 브래그 피크(Bragg Peak)로 인한 양성자 및 중입자 치료의 장점(정상 장기 보호 극대화)

양성자 등 전자에 비해 훨씬 더 무거운 하전 입자의 경우 특정 매질(Medium)을 통과하면서 속도가 줄어들 때, 에너지 손실이 속도의 제곱에 반비례하는 것으로 알려져 있다. 즉, 입자가 비정거리(Range)에 이르게 되면 속도가 감소함과 동시에 입자의 에너지 손실이 급격하게 상승하고, 이는 곧 매질에서 흡수선량의 급속한 증가로 이어진다. [그림 2-8(a)]는 양성자, 탄소 중입자와 X선의 물의 깊이에 따른 선량분포를 보여 준다. X선과는 달리 입자의 range 근처에서 흡수선량이 급격하게 증가했다가 떨어지는 것을 확인할 수 있다. 이를 브래그 피크(Bragg Peak)라고 부른다. 이러한 물리적 특성으로 인해 X선 기반 방사선 치료와 대비하여 종양 및 목표체적 주변에 있는 정상 장기를 보호할 수 있게 된다([그림 2-8(b)]).

탄소 중입자 방사선 치료

탄소 중입자 방사선 발생의 기본적인 원리는 양성자와 유사하지만, 몇 가지 중요한 물리적, 생물학적 차이점이 있다. 생성되는 입자의 무게가 더 무거운 만큼 더 큰 규모의 입자 가속기를 필요로 한다. [그림 2-8(a)]에서 알 수 있듯이 생성된 탄소 중입자는 양성자에 비해 브래그 피크가 더 급격한 변화를 보이고 반음영 영역(Penumbra)이 좁은 경향을 보인다. 이러한 특성으로 인해 2014년에는 탄소 중입자 치료와 관련된 논문이 「Sharp Shooters」라

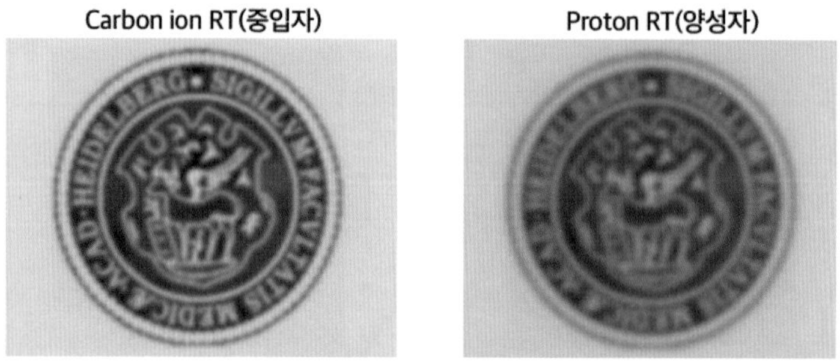

[그림 2-9] 탄소 중입자와 양성자 치료의 비교
탄소 중입자의 선명도(Sharpness)로 반음영 영역(Penumbra)을 줄일 수 있음
(출처: Oliver Jäkel, The more important heavy charged particle RT of the future is more likely to be with heavy ions rather than protons, AAPM 2013)

는 제목으로 〈네이처(Nature)〉지에 실리기도 했다[Vivien Marx, Sharp Shooters, Nature 508, 133-138 (2014)].

실제 치료에서도 정상 장기 영역을 보호하는 데 더 좋은 효과를 가져올 수 있을 것으로 기대된다. [그림 2-9]는 탄소 중입자와 양성자의 선명도(Sharpness)를 비교한 그림이다.

탄소 중입자 치료기의 또 다른 중요한 특성은 탄소 이온의 생물학적 특성에 있다. 흔히 X선의 생물학적 효과를 1로 고정하고 다른 이온의 방사선 생물학적 효과를 X선에 대한 비율로 표현하는데, 이를 상대생물학적효과(Relative Biological Effectiveness, RBE)라고 정의한다. 양성자의 경우 평균적으로 1.1 정도이지만, 가속된 탄소 이온은 3.0~5.0의 RBE 값을 갖는 것으로 알려져 있다. 그만큼 암세포를 파괴하는 효과도 더 클 것으로 예상된다.

현재 국내에서는 2개의 기관에서 양성자 치료를 시행하고 있으나, 탄소 중입자 방사선 치료를 실시하는 기관은 아직 없다. 연세암병원은 2018년 탄소 중입자 방사선 치료기 도입을 결정하였고, 2022년 3개의 치료실을 갖춘 중입자치료센터를 완공하였다. 2023년부터는 국내 최초로 탄소 중입자 방사선 치료를 시작할 예정이다([그림2-10]).

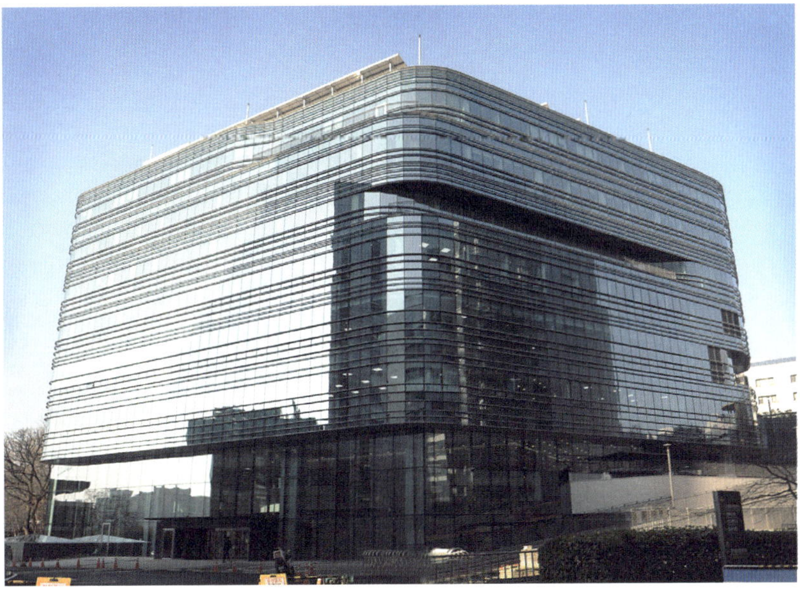

[그림 2-10] 2023년부터 중입자 치료를 시작할 중입자치료센터(Heavy Ion Therapy Center)

3

최신 방사선 치료의 장점

최신 방사선 치료의 장점

윤홍인 연세암병원 방사선종양학과 교수

방사선 치료가 필요한 환자가 늘고 방사선 치료 덕을 톡톡히 본 환자 수도 늘어나면서, 많은 환자들이 방사선 치료가 효과적이며 최근 엄청나게 발전했다는 것을 알게 되는 듯하다. 물론 외래에서 "방사선은 무서워요", "방사선 치료를 받으면 바보 되나요?", "방사선 치료를 받으면 암이 더 퍼지기도 하나요?", "방사선 치료를 받으면 많이 힘들죠?" 등등 두려움을 표현하는 분들도 종종 계신다. 그렇지만 많은 분들이 일반 선형가속기부터 세기조절 방사선 치료 기법, 양성자 치료기, 중입자 치료기 등 최신 치료에 대한 지식을 잘 알고 있고 기대도 큰 편이다.

요즈음에 진료 현장에서 환자들이 "중입자 치료와 양성자 치료의 차이는 뭔가요?", "저는 토모테라피로 하나요?", "저는 중입자 치료가 가능한가요?" 등 여러 가지 질문을 하는 걸 보면서 관심이 늘어났음을 느끼고 있다. 그런데 짧은 진료 시간 때문에 "더 안전하고 효과적이에요"라고 짧게 대답할 뿐, 최신 방사선 치료가 왜 필요하고 환자들에게 어떤 이득을 줄 수 있는지를 논리적으로 설명해 드리기 어려워서 아쉬운 적이 많았다. 이 글을 통해 그런 아쉬움을 조금이나마 덜어 보고자 한다.

앞서 다양한 최신 방사선 치료의 종류와 기술들을 보았다시피, 방사선 치료는 최근 20년간 눈부시게 발전했다. 방사선 치료는 대부분 암 치료에 이용되고 있고 따라서 암 관련 분야가 상당히 발전했음을 감안하더라도, 모든 의학 분야를 통틀어 이렇게 단기간에 큰 발전을 이룬 분야는 찾기 힘들다.

암 치료에만 국한해서 보면 이런 발전상은 더욱 두드러진다. 복강경 혹은 로봇을 활용한 수술, 표적치료제, 면역항암제 등 수술이나 약물 치료 분야에서도 점진적인 발전이 있지만, 세기조절 치료, 체부정위 방사선 수술, 영상유도 치료, 호흡동조 치료, PET을 이용한 종양표적 치료, 양성자 치료, 중입자 치료 등 다양한 목적에 적합한 기술이 빠른 속도로 발전했다. 이와 같이 다양한 기술을 서로 접목하여 더 발전하고 있어 앞으로 더 획기적인 치료가 시행될 것으로 기대된다.

방사선 치료 기술은 왜 급속도로 발전하고 있을까?

방사선 치료 기술은 왜 발전을 거듭하는 것일까? 단순히 공학 기술이 발전해서? 공학 기술의 발전과 함께하고 있는 것은 맞지만, 방사선 치료 기술이 발전하는 궁극적인 이유는 당연하게도 방사선 치료의 발전이 암 환자에게 매우 도움이 되기 때문이다.

방사선종양학과 의사들은 암세포에는 높은 선량을, 정상 세포에는 낮은 선량을 주기 위해 늘 노력한다. 스타크래프트의 포톤 캐논처럼 상대의 저글링이나 해처리만 파괴하고 싶지만, 1900년대 말

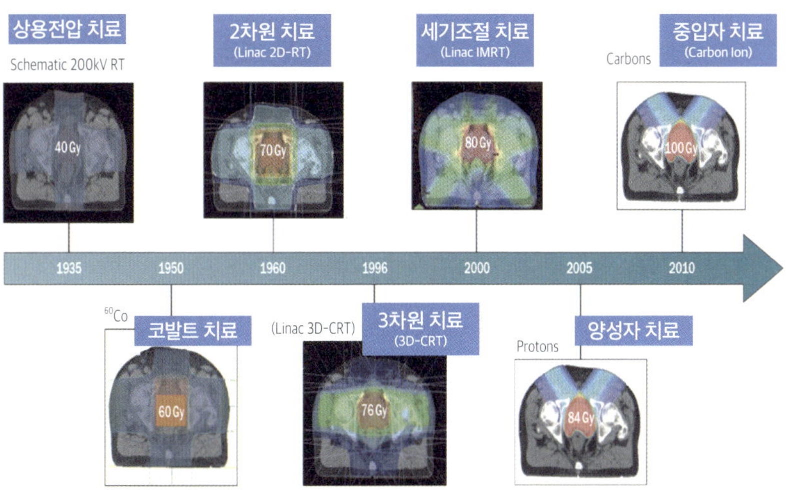

[그림 3-1] 방사선 치료 기술의 발전사

출처: *Nature Reviews Clinical Oncology* 10, 52-60(January 2013)

이나 2000년대 초까지만 해도 기술의 한계로 인해 원하는 치료계획을 구현하기가 매우 어려웠다.

[그림 3-1]에서 보다시피 최근에 개발된 양성자나 중입자 치료는 종양 부위에 매우 고선량을 조사하면서도 주변 다른 장기에는 아주 적은 영향을 주지만, 그 이전 치료들은 중입자/양성자 치료보다 훨씬 넓은 범위의 정상 조직이 방사선의 영향을 받아 종양 부위에 더 낮은 선량을 조사할 수밖에 없었다. 그래서 종양에만 고선량을 조사하고 주변 정상 조직에는 방사선의 영향을 0에 수렴시킬 꿈의 치료기를 개발하기 위해 의사, 의학물리학자, 공학자 등 다양한 분야의 전문가들이 각고의 노력을 했다. 이에 기술 수준이 기존 치료의 한계를 넘어설 수 있는 수준으로 발전하면서 방사선 치료가 급속도로 발전하기 시작했다. 이 발전은 환자들이 직접 경험할 수 있는 방사선 치료기에만 국한된 것이 아니라, 방사선 치료를 진행하는 모든 과정에서 동시다발적으로 이루어졌다.

영상의학의 발전은 방사선 치료 타깃을 더 정확하게 알 수 있도록 도왔고, 모의 치료 과정에서 필수적인 CT의 발전은 호흡에 따른 종양과 장기의 움직임을 치료계획에 반영할 수 있게 했다. 치료계획 과정도 시스템 소프트웨어 및 하드웨어의 발전으로 인해 더 정확하고 빠르게 진행되고 있다. 치료 검증 과정 역시 기술의 발전으로 미세한 오류까지 감지하여 더 안전한 치료가 진행되고 있다. 치료기의 발전은 두말할 것도 없다.

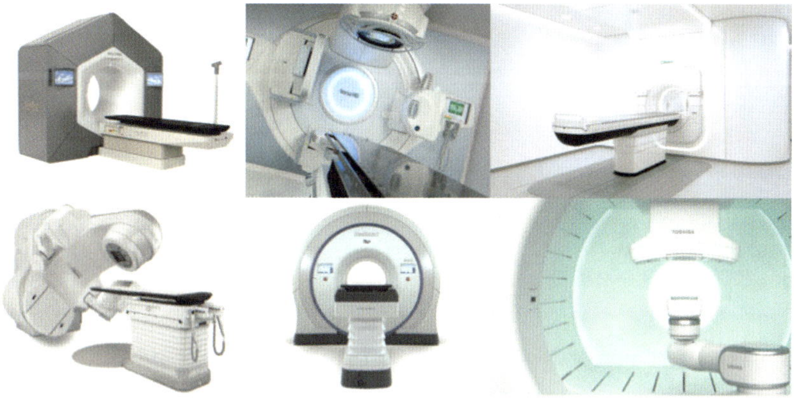

[그림 3-2] 최신 원격방사선 치료기의 종류

치료 장비에 누운 후 종양의 위치를 치료기에 부착된 CT를 통해 정확히 조준할 수 있게 되었으며, 최근에는 MR을 탑재한 장비까지 도입되어 더욱 정확한 조준이 가능해졌고, 치료 중 종양의 위치 혹은 크기 변화까지 감지하게 되어 치료가 더욱 정교해졌다. 복잡한 치료를 좀 더 짧은 시간에 시행할 수 있도록 조사기 자체의 성능도 개선되었다. 호흡과 심장박동으로 인해 움직이는 종양 혹은 장기의 움직임을 고려하여 종양이 치료체적 내에 있는 경우에만 빔을 쏘거나 종양을 추적해 가면서 종양만 타격하는 기술들이 개발되었다. 실제로 많은 환자들이 이러한 기술의 혜택을 받고 있다.

최신 방사선 치료로 환자들은 무엇을 얻게 될까?

치료의 발전으로 암세포에는 높은 선량이 조사되고, 정상 세포에는 방사선의 영향을 최소화하는 것이 가능해졌다. 그렇다고 해도 이것이 환자의 이득으로 연결되지 않는다면 아무 소용이 없을 것이다. 최신 방사선 치료로 환자들은 어떤 이득을 얻게 될까?

우선 기존에 진행되던 방사선 치료의 효과가 극대화된다. 똑같은 병기의 암 환자가 방사선 치료를 받는다고 가정하자. 20년 전과 지금은 어떤 점이 다를까? 기술의 차이에 따라 현재의 방사선 치료는 더 정교하게 종양만 타격하고, 그 선량도 더 높아서 종양세포 사멸 효과가 향상될 것이고, 주변 정상 조직은 더 적은 선량으로 인해 부작용도 덜할 것이다. 부작용이 덜하면 방사선 치료 이후 정상 컨디션 회복도 더 빠를 것이고, 추가적인 수술이나 약물 치료도 제때 좋은 컨디션으로 잘 받게 되며, 적절한 식사와 운동을 병행하여 암에 대적하여 싸울 수 있는 최상의 몸 상태를 만들 수 있는 부수적인 이득도 얻게 된다. 암 환자의 삶의 질이 더욱 중요해진 지금, 최신 방사선 치료가 점점 더 큰 기여를 하고 있는 것이다.

3기 비소세포폐암을 예로 들면 이해가 더 쉽겠다. 3기 비소세포폐암 환자는 '동시항암방사선화학요법'이라는 치료를 표준 치료로 받게 된다. 치료 중에 방사선으로 인한 식도염, 피부염 등이 생

	엑스선	양성자	중입자	관련 암종
치료 효과	⇧	⇧	⇧⇧⇧	췌장암, 육종, 폐암, 간암 등
부작용	⇧⇧⇧	⇧	⇧	대부분의 암
편의성	⇧	⇧	⇧⇧⇧	대부분의 암(전립선암)

- 임상적으로 활용이 가능하며 대부분의 암종에 적용할 수 있음
- 기존 일반 방사선 치료에 비해 치료 성적이 우수한 암종: 골/연부육종, 폐암, 간암, 췌장암
- 정상 장기에 부작용이 적음
- 적은 치료 횟수로 치료 기간 단축 가능

⇨ 치료 효과, 부작용, 편의성 측면에서 우수함

[그림 3-3] 중입자 치료의 장점

기곤 하는데 대부분은 치료 후에 회복된다. 하지만 치료 중에 식도염이 심하면 식사를 제대로 하지 못해 치료에 지장을 주는 경우가 빈번하며, 피부염이 심하면 정상 생활에 불편을 느끼고 외관상 보기에도 좋지 않아서 스트레스를 받는 분들이 종종 있다. 이런 부작용이 최신 방사선 치료로 인해 많이 줄어들었고, 최근에는 큰 어려움 없이 많은 환자들이 치료를 받고 있다.

치료 종료 후에는 방사선폐렴과 식도협착 같은 부작용이 발생할 수 있는데, 심하면 이러한 부작용 자체로 인해 환자가 사망할 수도 있다. 사망하지 않더라도 추가로 필요한 면역항암제나 수술을 받지 못해 완치의 기회를 놓치는 경우가 발생할 수도 있다.

이 역시 최신 방사선 치료로 심각한 부작용의 발생 가능성을 낮췄고, 이후 추가 치료도 대부분 잘 진행되고 있다.

암은 어느 부위에서 기원한 암이냐에 따라 방사선에 대한 감수성이 다르다. 방사선감수성이 높은 림프종이나 편평상피세포암은 방사선 치료에 대한 반응이 좋은 반면, 방사선감수성이 낮은 육종이나 흑색종, 신장암, 뇌종양 등은 방사선 치료에 대한 반응이 다른 암종에 비해 떨어진다. 그런데 치료 기술의 발전으로 더 높은 선량이 조사 가능해지면서 치료반응률이 향상되었다. 또한 2023년 연세암병원에서 시작할 중입자 치료는 방사선저항성이 높은 암종에 대한 치료 효과가 기존 치료보다 훨씬 뛰어나다. 이렇듯 최신 방사선 치료로 인해 대부분의 암종에서 치료 효과가 향상되고 있다.

이 책의 뒷부분에서도 자세히 다루겠지만, 중입자 치료는 방사선 저항성이 높아서 기존의 방사선 치료로는 치료가 매우 힘든 난치 암에 큰 효과가 기대된다. 또 워낙 뛰어난 생물학적·물리학적 특성을 바탕으로 1회 조사로 암세포에 줄 수 있는 타격도 가장 크며, 주변 정상 조직 보호도 양성자와 버금가게 가능한 치료이다([그림 3-3]). 게다가 1회에 고선량 조사가 가능하니, 전체 치료 횟수가 짧아 총 치료 기간도 획기적으로 단축시켰다. 치료 효과와 삶의 질이라는 두 마리 토끼를 다 잡은 치료여서 꿈의 암 치료라고 불리기도 한다.

이 치료가 특히 효과를 발휘하는 암종 중 대표적인 것이 골육종이다. 골육종은 X-ray를 이용한 방사선 치료가 가장 힘을 못 쓰는 암종으로, 대부분의 암종에서 X-ray가 표준 치료로 권고되는 데 반해 현재 거의 유일하게 표준 치료법으로 권유되지 않는 암종이라고 할 수 있다. 대부분 수술 후 항암 치료를 하고 재발해도 방사선 치료가 적극적으로 시행되는 경우는 거의 없다. 하지만 중입자 치료는 수술 없이 중입자 치료만으로 골육종의 대부분의 암세포를 괴사시킬 수 있어서 일본에서는 가장 많은 중입자 치료가 시행된 암종이기도 하고, 제일 먼저 의료보험의 혜택을 받은 암종이기도 하다. 이렇게 방사선 치료의 태생적인 한계를 극복할 정도로 발전한 최신 치료 기법들이 앞으로 암 정복에 큰 기여를 할 것임을 믿어 의심치 않는다.

기술의 발전으로 방사선 치료의 패러다임이 바뀌다

일반적으로 기술의 발전은 적용/응용 영역의 확장과 패러다임의 변화에 큰 영향을 끼친다. 이는 방사선 치료 영역에서도 마찬가지다. 방사선 치료는 역사적으로 4기 암 환자에게는 증상 완화 목적으로 시행되어 왔다. 뼈전이로 인한 통증을 줄이거나, 뇌전이로 인한 신경학적 장애와 두통 등을 줄이기 위한 목적으로 시행할 뿐, 완치를 기대한 치료는 아니었다.

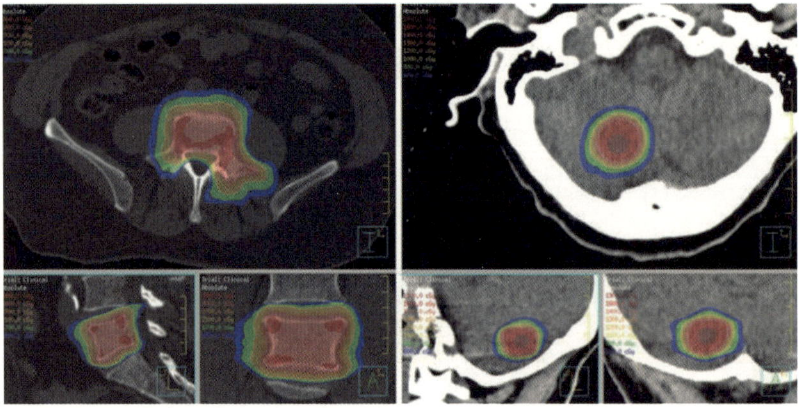

[그림 3-4] 뼈전이와 뇌전이에서 체부정위 방사선 치료/방사선 수술의 예

그런데 기술의 발전이 4기 암 환자의 방사선 치료 패러다임을 바꿨다. 4기 환자 중 전이병변의 개수가 소수인 경우, 전신 약물 치료와 함께 고선량의 체부정위 방사선 치료 혹은 방사선 수술 치료를 육안적으로 확인 가능한 암 덩어리에 시행하여 근치적, 구제적 목적의 치료를 시행할 수 있게 되었다([그림 3-4]).

대장암에서 소수간전이 환자에게 이 치료 전략을 많이 시도했는데, 최근에는 폐암, 부인암, 유방암 등 다른 암종에서도 적극적으로 시행되고 있다. 다발성 전이로 표적치료를 받는 폐암 환자의 경우 표적치료의 내성이 오면 약을 바꾸게 되는데, 표적치료제는 종류가 많지 않아서 내성이 국소적으로 온 경우 약을 바로 바꾸기 아쉬운 경우가 드물지 않게 있다. 이때 국소적으로 내성이 온

병변들에 대해 방사선 수술 혹은 체부정위 방사선 치료로 암을 사멸시키면, 표적치료제를 더 오래 쓰면서 다음 표적치료제를 조금 더 아낄 수 있다. 보통 1년 정도 약을 더 쓸 수 있는 효과가 있어서 최근에는 이런 환자들에게 방사선 수술이 적극적으로 시행되고 있다. 이렇게 표적치료제를 더 사용하는 환자들이 상당수 있다.

뇌전이의 경우 예전에는 전뇌방사선 치료를 시행했지만, 소수 뇌전이의 경우 방사선 수술을 시행하면서 인지기능 보존이 가능해졌고, 다수뇌전이의 경우 전뇌방사선 치료를 하면서 기억력을 담당하는 해마 보존이 가능해져서 전뇌방사선 치료 이후에도 인지기능이 떨어지지 않고 잘 지내는 환자들이 많다.

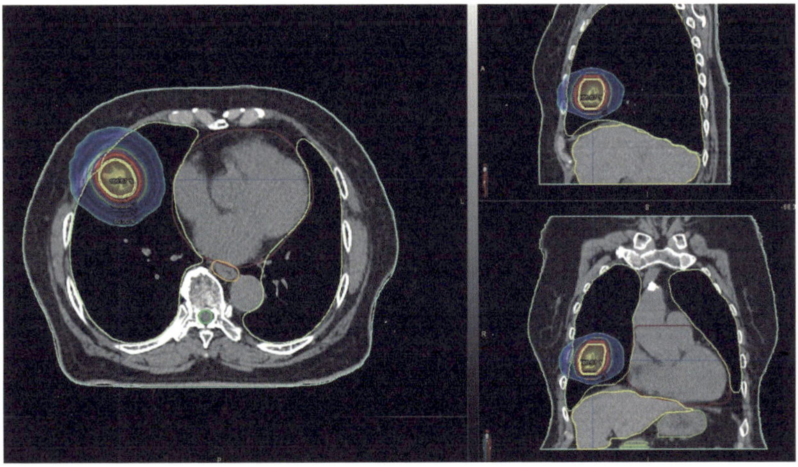

[그림 3-5] 1기 비소세포성 폐암 체부정위 방사선 치료계획의 예

소수의 뼈전이 역시 방사선 수술이 적극적으로 적용되고 있다. 다수의 뼈전이에도 방사선 수술을 시행할 경우 통증 완화 효과가 기존의 고식적 방사선 치료보다 더 오래 지속된다는 연구 결과가 종종 보고되고 있어, 고식적 치료 영역으로의 확장 가능성도 높아지고 있다.

4기뿐만 아니라 수술이 시행되는 1기에도 방사선 치료가 수술을 대체하는 경우가 늘고 있다. 비소세포성 폐암 1기에서 표준 치료는 수술인데, 수술로 인한 심각한 부작용이 예상되는 경우, 기저질환으로 수술이 불가능하거나, 수술이 무서워서 거절하는 경우 수술을 대체하여 체부정위 방사선 치료/방사선 수술이 시행되고 있다([그림 3-5]). 치료 횟수가 일반적으로 1~4회로 매우 짧고, 1회 치료 시간도 길지 않아서 수술이 어려운 환자들이 받기에 부담이 적은 치료다. 치료 효과 역시 수술과 비등한 것으로 알려져 있다.

양성질환 치료에도 시행되고 있는 방사선 치료

이런 패러다임의 변화는 암 분야뿐만 아니라, 양성질환에도 영향을 끼치고 있다. 방사선 치료는 거의 대부분 암에서 시행되지만, 양성질환에도 종종 시행된다. 갑상선기능항진증 환자에게 생기는 갑상선안병증의 경우 스테로이드 같은 약물 치료에도 반응이 덜할 때 저선량의 방사선 치료를 하기도 한다.

수술 후 켈로이드 때문에 걱정하는 분들이 있다. 특히 제왕절개 이후 켈로이드로 고민하는 여성 등 미용에 관심 있는 젊은 분 중에 많은 편이다. 이때도 저선량의 방사선 치료가 켈로이드 발생을 막는 데 큰 효과가 있다. 그 외에 만성 염증의 일종인 가성종양(Pseudotumor) 혹은 이소성 골화증(Heterotopic Ossification)에도 저선량의 방사선 치료가 염증을 가라앉히거나 골화증이 재발하는 것을 방지하기 위해 시행되곤 한다.

이 같은 양성질환은 저선량의 치료가 시행되기 때문에 최신 방사선 치료 기법이 전혀 필요가 없다. 그런데 고선량의 방사선 수술이 보편화되면서 전에는 방사선 치료를 생각하지도 않던 심장질환에 방사선 치료가 시행되고 있다. 심실 빈맥(Ventricular Tachycardia)이라는 질환인데, 심실에서 발생한 전기적인 이상으로 인해 심장이 비정상적으로 빨리 뛰는 병으로, 이때 너무 빠른 박동으로 인해 몸 전체에 필요한 혈액이 충분히 공급되지 않아 문제가 되는 병이다. 이럴 때는 약물 치료를 시행하거나 자꾸 재발하면 도관을 이용한 고주파 도자 절제술이라는 것을 빈맥의 원인이 되는 부위에 시행하게 되는데, 치료가 잘 안 되거나 혹은 고주파 도자 절제술이 불가능할 때 방사선 수술을 이용한 절제술(radio-ablation)을 시행하는 경우가 종종 있다. 미국 세인트루이스의 워싱턴대학교에서 적극적으로 시행하고 있고 전 세계적으로 시행되고 있는 치료로, 국내에서도 연세암병원과 서울대병원 등에서 시행

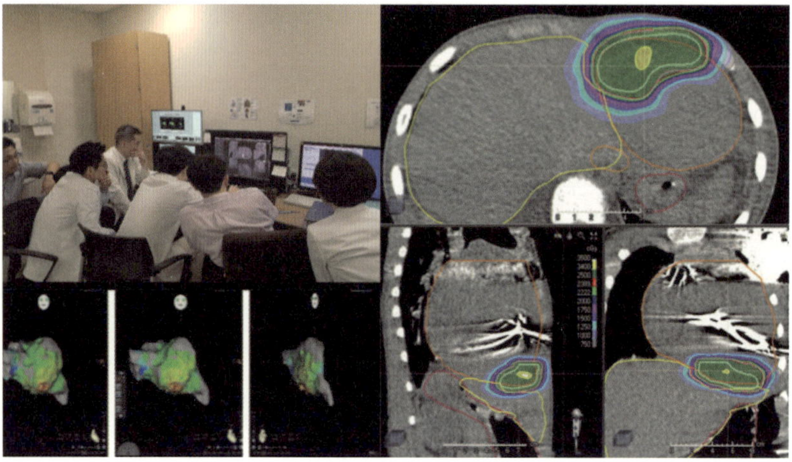

[그림 3-6]
심장내과와의 회의 모습(왼쪽 위), 빈맥 병소 지도(왼쪽 아래),
심실 빈맥 질환에 시행한 방사선 수술계획(오른쪽).

한 바 있다.

연세암병원에서도 필자가 심장내과 엄재선 교수님과 함께 몽골 환아를 치료한 경험이 있다. 이 환아의 여건상 국내에서 심장 이식이 불가능하고, 몽골은 심장을 이식할 의료 수준이 안 되고, 국내 및 국외에서 시행한 수차례의 고주파 도자 절제술도 실패하여 다른 치료 방법이 더는 없는 어려운 상황이었다. 이에 수차례의 내부 회의 및 세인트루이스 워싱턴대학교와의 온라인 회의를 통해 1회의 고선량 방사선 수술을 빈맥 병소에 정확하게 시행하고 약물 치료와 병행하여 빈맥으로 인한 심장박동수를 유의하게 낮춘 바 있다([그림 3-6]). 원체 빈맥이 심하고 확장성심근병증까지 동반된 환아여서 정상 박동까지 낮추기는 어려웠지만, 상당히 괜찮은 치료 효과를 보였다. 이런 어려운 상황에 처한 환자들에게 작은 희망이 될 수 있는 치료로서, 앞으로 이 치료의 도움을 받는 환자 수가 더 증가할 것으로 기대된다.

재방사선 치료, 환자와 보호자의 일상생활을 낫게 하다

일반적으로 같은 부위에 대한 두 번의 방사선 치료는 어렵다고 알려져 있다. 그 이유는 재방사선 치료로 인해 주변 정상 조직이 영구적으로 손상될 위험성이 높기 때문이다. 그래서 재발을 반복하지만 재수술이 어렵고 항암 치료만으로는 치료가 어려운 환자들에게 재방사선 치료를 하지 못해 안타까운 적이 많다. 게다가 항암화학요법의 발전으로 전이성 병변들이 무진행 상태로 유지되면서 국소적인 재발을 반복하는 환자가 늘어나고 있어서, 재방사선 치료의 시행 가능 여부가 환자의 생존율에 큰 영향을 끼치는 경우가 많아졌다.

이런 경향 속에 최근 치료 기술의 발전으로 주변 조직에 조사되는 선량을 낮출 수 있게 되었고, 같은 부위에 재방사선 치료가 가능한 경우가 점점 증가하고 있다. 폐암으로 동시항암방사선화학요법을 시행받고 잘 지내다가 국소 혹은 종격동 림프절 전이를 한 경우, 교모세포종으로 수술 후 동시항암방사선화학요법을 받은 후 국소 재발한 경우, 뼈전이로 인한 통증을 경감시키기 위해 고식적 방사선 치료를 시행하고 잘 지내다가 다시 같은 부위의 통증이 재발한 경우 등 다양한 암종에서 재발했을 때, 최근 들어 치료 목적에 맞게 재방사선 치료가 더 적극적으로 시행되고 있다. 그 효과를 톡톡히 보는 환자들이 늘고 있다.

단순히 암 치료 효과만 보는 것이 아니라, 부작용도 재방사선 치료를 한 환자라고 생각하기 어려울 만큼 적은 경우가 많다. 치료 전에 재방사선 치료에 대해 걱정이 많았던 환자도 치료를 잘 받고 행복하게 잘 지내시는 분들이 많다.

재발이 잘되는 것이 암이지만, 치료 방법이 발전하면서 여러 번 재발을 경험하더라도 생존율이 증가하고 있다. 최근의 이러한 상황을 고려하면, 재방사선 치료는 또 하나의 중요한 치료 옵션이 될 수 있을 것이다. 특히 중입자 치료가 도입되면 재방사선 치료가 더 적극적으로 시행될 것이라 기대된다.

최신 방사선 치료는 위에 언급한 여러 가지 이유로 암 환자의 삶의 질 향상에도 큰 기여를 했다. 예전에는 대부분의 환자가 치료 중에 휴직이나 휴학을 하고 치료에 집중했다. 치료 이후 회복 기간도 길어서 정상 생활로 복귀하는 데 상당한 시간이 필요했다. 그런데 항암화학요법과 방사선 치료의 발전으로 인해 동시항암방사선화학요법이라는 힘든 치료도 최근에는 입원하지 않고서 통원 치료가 가능해졌다. 좁은 병실에서 불편하게 잠들지 않아도 되고, 집에서 충분한 휴식과 수면을 취하고 식사도 편하게 하면서 환자와 보호자의 삶의 질이 급격히 향상되었다. 병실에서 서로 힘들게 지내지 않아도 되니, 암 환자 가족들의 분위기가 예전보다 훨씬 화목하고, 행복해 보인다.

또한 컨디션이 괜찮은 사람들은 휴직이나 휴학 없이 본업을 중단하지 않고 치료를 받으면서 사회 경제적인 측면에서 손해를 보는 일이 줄었다. 근무시간에 충실히 일하고 퇴근하면서 내원하여 6~7주 동안 5~10분 정도 방사선 치료를 받는 환자들, 수업 잘 들으면서 치료받는 학생들도 최근에 종종 만난다. 이렇게 삶의 질을 유지하면서 암 치료를 잘 마무리하면, 이 힘든 과정을 잘 이겨냈다는 자신감과 성취감이 올라가고, 이런 심리적인 이득이 환자에게 큰 힘이 된다는 것을 근래 들어 많이 체감하고 있다.

고령 암 환자의 삶의 질을 향상시키는 최신 방사선 치료

대한민국은 2000년을 기점으로 고령화 사회로 들어섰다. 2020년에는 65세 이상 인구수가 15%를 넘어 이미 고령 사회가 되었다고 해도 과언이 아니다.

암은 전 연령에 걸쳐 발병할 수 있지만, 고령 사회가 되면서 고령 암 환자 수가 계속 늘고 있다. 이런 환자들은 수술 같은 침습

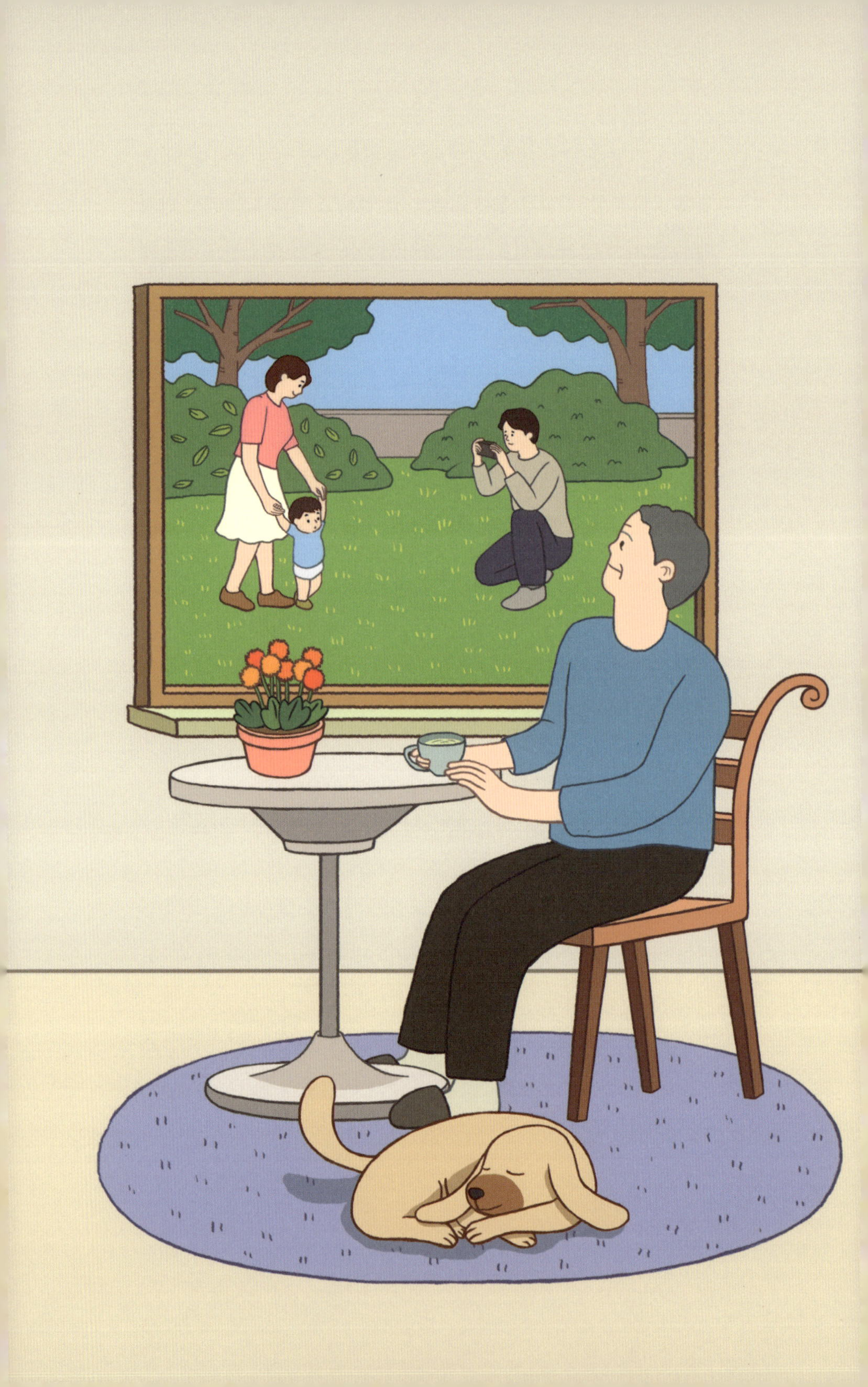

적인 치료나 항암화학요법처럼 적극적인 치료를 시행하기 부담스러운 경우가 많다. 고령 암 환자는 환자 본인은 물론 효심 지극한 자녀들도 걱정을 많이 하고, 선뜻 치료 여부를 결정하지 못한다. 이럴 때 최신 방사선 치료가 훌륭한 대안이 된다. 최신 방사선 치료는 수술과 달리 비침습적이어서 치료로 인한 사망이 거의 없고, 장기 보존에도 유리하며, 항암화학요법처럼 전신에 부담을 주지 않아서 고령 암 환자에게 적극적으로 시행하기 좋다.

앞서 언급한 폐암 1기 환자에게 4회 이하의 체부정위 방사선 치료를 시행한 경우가 대표적인 예이다. 보통 폐암 1기로 수술받는 범위보다 체부정위 방사선 치료 시행으로 손상을 야기하는 정상 폐의 용적이 매우 작아서 장기 보존과 호흡기능 보존에 매우 유리하고 또 치료 효과는 수술과 거의 비슷하기 때문에, 이 경우 고령 환자는 방사선 치료를 많이 선택하는데 대부분 만족스러워한다.

치료 이후에도 워낙 작은 범위로 치료가 시행되니 장기적인 후유증이 적어 정상 컨디션 회복도 수월하다. 여러 측면에서 고령 사회에 가장 적합한 암 치료는 최신 방사선 치료라고 단언할 수 있다. 최신 방사선 치료의 끝판왕인 중입자 치료가 이런 측면에서도 큰 역할을 할 수 있을 것이다.

방사선 치료의 발전은 앞으로 계속될 것이고 그 어떤 치료보다 발전 속도가 빠를 것이다. 광자선을 이용하던 기존 100년간의 방사선 치료를 넘어서서, 기술의 발전으로 광자선과 생물학적, 물리학적으로 전혀 성격이 다른 양성자 혹은 중입자선이라는 최신 치료도 가능해졌다. 이런 발전을 발판으로 방사선 치료의 효과가 증가하고, 삶의 질이 향상되고, 방사선 치료의 혜택을 보는 환자도 늘어날 것이다.

방사선 치료가 고령화 사회에 적합한 치료로 인정받는 데 안주하지 말고, 사회적 변화에 빠르게 대처하면서 앞으로도 적절히 발전하여 암 환자들에게 많은 도움이 되길 기대한다.

4

나에게 맞는 방사선 치료, 제대로 알고 적응하기

나에게 맞는 방사선 치료, 제대로 알고 적응하기

금웅섭 연세암병원 방사선종양학과 교수

방사선 치료는 크게 방사선이 방출되는 근원에 따라서 몸 밖에서 종양을 향해 방사선을 조사하는 외부방사선 치료와 몸 내부에서 종양을 향해 방사선이 방출되는 내부방사선 치료로 나눌 수 있다. 외부방사선 치료의 경우 치료 기법에 따라서 2차원 방사선 치료, 3차원 입체조형 방사선 치료, 세기조절 방사선 치료, 방사선 수술로 나뉜다.

의사는 아래와 같이 다양한 요인을 고려하여 환자에게 가장 적합한 방사선 치료 방법을 선택한다.

- 종양의 종류
- 종양의 크기
- 인체 내의 종양 위치
- 종양과 정상 장기 사이의 거리
- 환자의 건강 상태와 병력
- 항암 치료를 받고 있는지 여부

방사선 치료의 분류

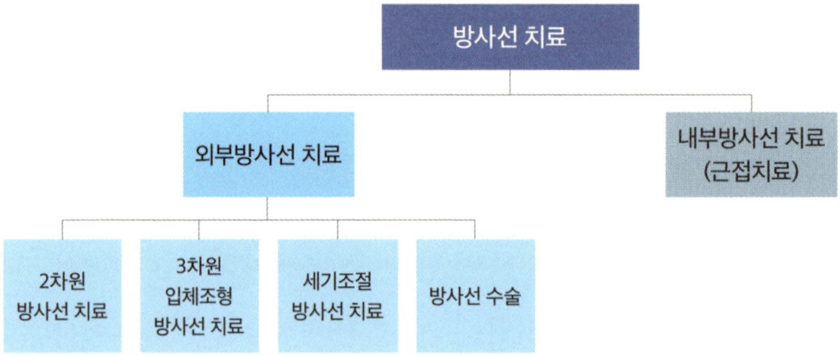

[그림 4-1] 방사선 치료의 분류

외부방사선 치료(원격치료)

고에너지 X선 또는 입자선(전자선, 양성자, 중입자)이 환자의 피부를 통과해서 몸 내부에 있는 종양까지 도달하여 암세포를 죽이는 방법으로 기본적인 방사선 치료 방법이다.

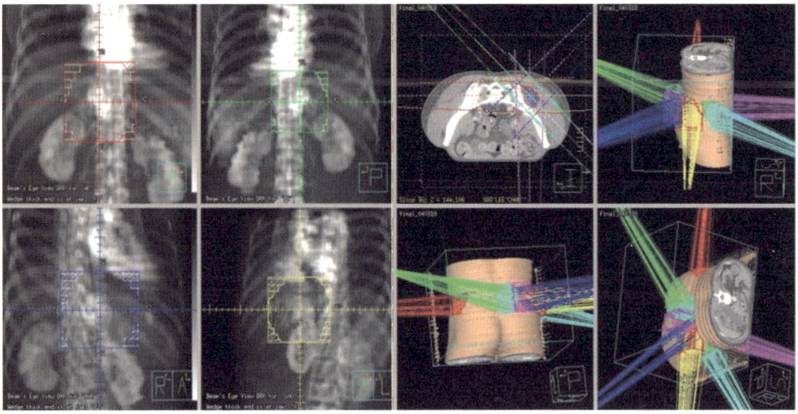

[그림 4-2] 복부와 골반의 3차원 입체조형 방사선 치료

3차원 입체조형 방사선 치료(3D Conformal Therapy)

과거 X선 투시 영상만을 이용한 2차원적 치료에 비해 최근에는 컴퓨터와 영상 장비의 발달로 3차원 치료가 가능하게 되었다. 환자로부터 얻은 CT나 MRI 등의 진단 영상들로부터 종양 부위와 정상 장기들을 입체적으로 재구성하여, 정상 조직을 최대한 보호하면서 종양 부위에만 방사선이 조사되도록 한다. 따라서 치료에 의한 부작용을 줄이면서 종양 부위에 충분한 양의 방사선을 투여하여 암 치료 효과를 높일 수 있게 되었다. 거의 모든 부위에 생기는 종양들에 적용이 가능하다.

세기조절 방사선 치료(IMRT: Intensity Modulated Radiation Therapy)

암의 모양이 매우 다양하고 그 위치가 정상 조직과 인접할 때 3차원 입체조형 치료로도 충분한 방사선량을 조사하기가 어려운 경우가 있는데, 최근 첨단 전자공학의 발전으로 이를 해결할 수 있게 되었다.

방사선 치료 시 다엽 콜리메이터라는 장치를 이용하여 정상 조직에는 약한 방사선을, 암에는 강한 방사선을 내도록 첨단 컴퓨터가 방사선 치료 방향에 따라 방사선의 세기를 자동 조절한다. 이로써 종양의 모양에 따른 맞춤 방사선 치료가 가능해졌다. 기존의 3차원 입체 방사선 치료가 2~4방향에서 동일한 강도의 방사선을 조사하는 것에 비해 세기조절 방사선 치료는 여러 방향에서 약 100~120개의 방사선 조각을 인체에 조사하여 이를 종합하면 원하는 방사선 분포를 만들 수 있다. 세기조절 방사선 치료는 모든

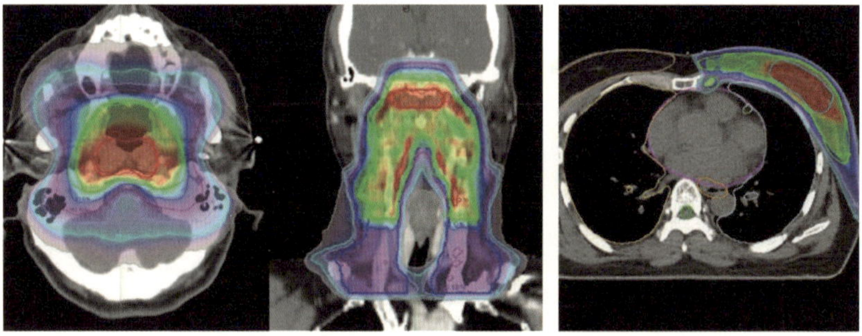

[그림 4-3] 두경부암(왼쪽)과 유방암(오른쪽)의 세기조절 방사선 치료

암의 방사선 치료에 적용될 수 있으며, 특히 방사선에 민감한 조직이 암 주변에 있는 경우 부작용을 줄일 수 있는 장점이 있다. 두경부암에서는 구강 건조증을 줄일 수 있으며, 전립선암의 경우 직장 손상을 줄일 수 있고, 유방암에서는 폐와 심장에 조사되는 방사선량을 줄일 수 있다.

체부정위 방사선 치료(SBRT: Stereotactic Body Radiation Therapy)

인체에 있는 종양에 한 번에 많은 양의 방사선을 1~5회에 걸쳐 조사하는 치료법이다. 기존에는 수 주일이 걸리던 치료 기간을 1주일 내외로 단축할 수 있다. 통상적인 방사선 치료에 비해 1회당 매우 높은 선량을 조사하기 때문에 최첨단 방사선 치료 기술을 이용한 정확하고 정밀한 치료가 필요하다.

체부정위 방사선 치료는 정상 조직에는 방사선량을 줄이면서

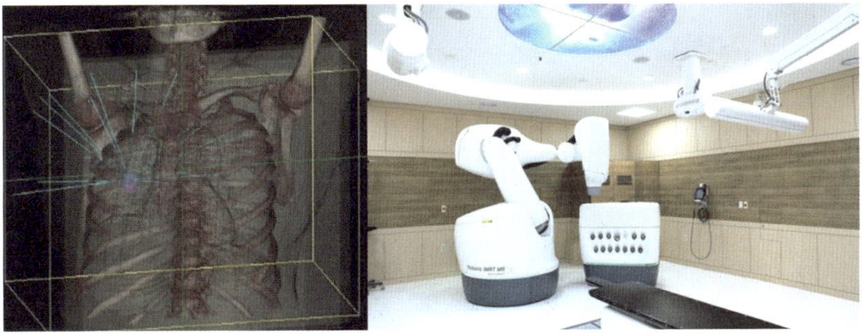

[그림 4-4] 체부정위 방사선 치료와 로봇 방사선 치료 기계

종양에만 방사선을 집중시키기 때문에 수술과 같은 높은 종양 제어율을 기대할 수 있다. 따라서 수술을 받기 어려운 경우, 초기 암에서 체부정위 방사선 치료가 유용하게 사용될 수 있다. 또한 이 치료는 폐암, 간암, 전립선암, 척추의 전이성 종양, 뇌종양 등 다양한 경우에 적용되고 있다.

영상유도 방사선 치료(IGRT: Image Guided Radiation Therapy)

정밀하고 정확한 방사선 치료를 위해서 방사선 치료 시에 영상을 사용하여 추적, 치료하는 기술이다. 영상유도 방사선 치료

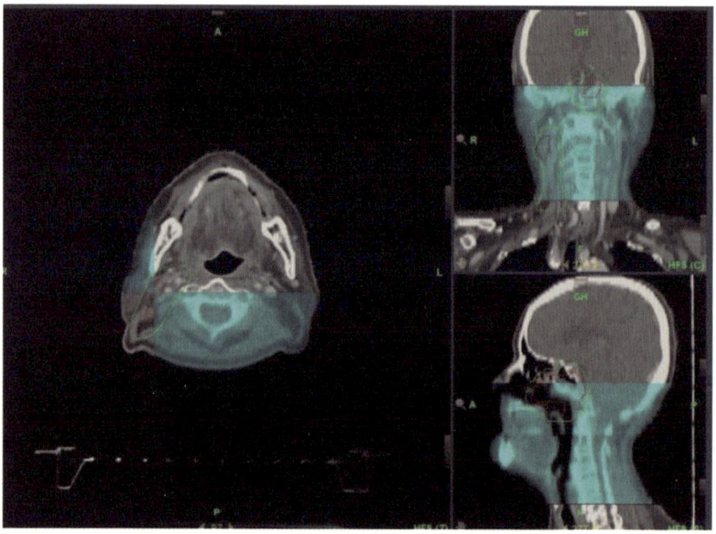

[그림 4-5] 두경부암에서의 영상유도 방사선 치료

시행 시, 매 방사선 치료 직전에 방사선 촬영(X-ray 촬영) 또는 CT 촬영을 하여 양질의 치료 부위 영상을 얻는다. 이 영상을 기존에 수립해 놓은 방사선 치료계획과 비교하여 종양과 정상 장기의 위치를 확인하고 오차를 최소화한다.

영상유도 방사선 치료를 통해 정밀하고 정확하게 방사선이 조사될 수 있기 때문에 종양에만 방사선을 집중하면서 정상 장기를 보호할 수 있다. 영상유도 방사선 치료는 모든 종류의 암종에 사용될 수 있다.

4차원 방사선 치료

호흡과 같은 인체의 생리적인 움직임에 의해 폐, 간, 췌장, 상부 위장관 등이 움직일 수 있는데, 4차원 방사선 치료는 이러한 움직임을 고려한 최첨단 방사선 치료 기술이다. 호흡 주기에 따라

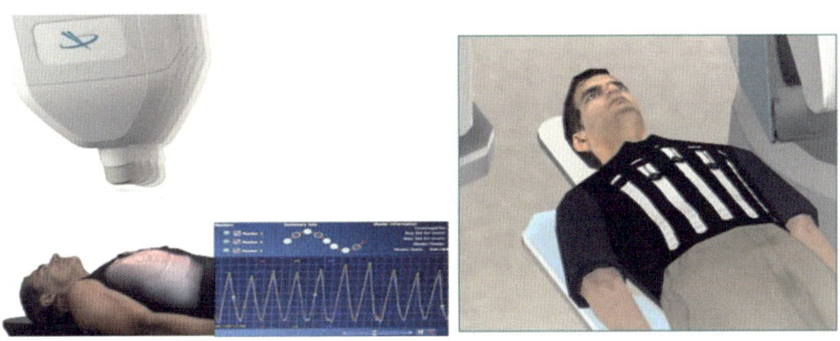

[그림 4-6] 호흡에 따른 종양의 움직임을 추적하여 치료하는 4차원 방사선 치료

CT 영상을 얻는 4차원 CT 촬영을 통해 호흡에 따른 체내 종양과 장기의 움직임이 실시간으로 반영된 영상을 얻는다. 이 움직임을 방사선 치료 시에 고려하여 정밀하고 정확한 치료가 가능케 한다. 또한 호흡에 따른 종양의 움직임을 실시간으로 추적하여 종양을 따라가면서 방사선을 조사하기도 한다.

내부방사선 치료(근접치료)

방사선을 발생시키는 동위원소를 인체 조직 내에 직접 삽입하

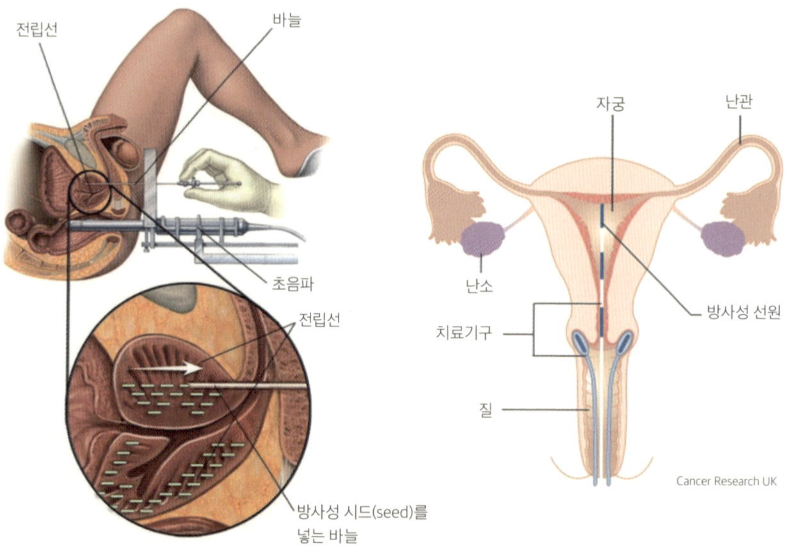

[그림 4-7] 전립선암(왼쪽)과 자궁경부암(오른쪽)의 근접방사선 치료(브라키테라피)

거나 자궁, 비인강, 기관지, 식도 등에 관을 통해 넣어 치료하는 방법이다. 정상 조직으로의 방사선 조사는 최소화하고 종양에는 최대한의 방사선을 조사할 수 있는 치료법으로, 주로 자궁암, 전립선암에 많이 이용되고 있다. 또한 안구 종양의 경우 방사선을 방출하는 동위원소 금속판을 안구에 부착하는 근접방사선 치료를 하기도 한다.

치료 사례

대장암 치료 중 폐전이가 생긴 환자의 방사선 치료

78세 남성 환자 A씨는 대장암 치료를 받던 중 폐전이가 생겼다는 소견을 듣고 방사선 치료를 받기 위해 내원했다. 폐 CT상 오른쪽 폐 상부에 크기 약 1.5cm의 종양이 1개 있었다. 수술적 절제와 비슷한 효과로 종양세포를 완전히 사멸시키기 위해서는 강한 방사선이 필요하다고 판단되었다. 또한 종양세포의 크기가 작기 때문에 정밀한 방사선 치료가 필요했다. 따라서 A씨에게는 체부정위 방사선 치료가 적합하다고 판단했다.

모의 치료 시 4차원 CT를 시행하여 호흡에 따른 종양의 움직임을 파악하고, 호흡에 따라 움직이는 범위를 포함하여 방사선 치료 타깃을 설정했다. 한 번에 15Gy씩 3회 치료받는 것으로, 총 45Gy의 방사선을 처방했다. 최신 방사선 치료 기계를 이용하

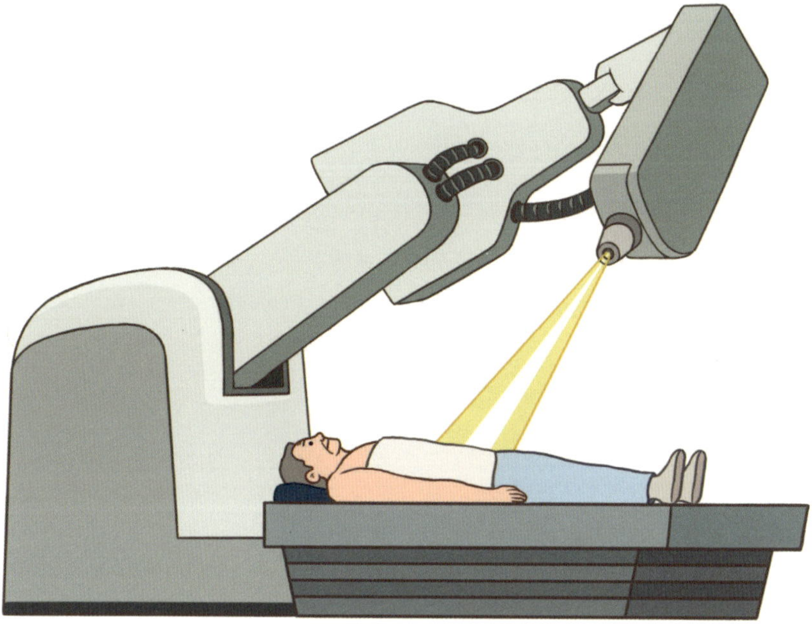

[그림 4-8] 체부정위 방사선 치료

15Gy X 3회

여 종양에만 선량이 집중되도록 방사선 치료계획을 세웠으며, 주변 정상 폐에 들어가는 선량은 매우 낮게 설정했다. 매 치료 전 시행하는 간이 CT를 통해 기존의 치료계획과 현재 자세를 비교하여 정확한 위치에 방사선이 조사되도록 하는 영상유도 방사선 치료를 시행했으며, 이때 4차원 CT를 촬영하여 종양이 움직이는 범위가 방사선 치료 타깃에 들어오는지 확인한 후 치료가 진행되었다.

유방암 부분 절제 후 방사선 치료를 받은 환자

48세 여성 환자 B씨는 왼쪽 유방암 부분 절제 후 방사선 치료를 받기 위해 내원했다. 초기에 림프절 전이가 있었기 때문에 왼쪽 유방을 포함하여 겨드랑이 림프절, 내유 림프절, 쇄골상 림프절에 방사선을 조사하기로 했다. 환자는 심장과 유방의 거리가 가까웠기 때문에 3차원 방사선 치료 시 심장에 들어가는 방사선량이 많아질 것이 우려되었으며, 또한 림프절 방사선 조사도 같이 이루어지므로 3차원 방사선 치료 시 폐에 높은 선량이 들어갈 것으로 판단되었다. 따라서 심장과 폐에 들어가는 방사선량을 줄이기 위해서 세기조절 방사선 치료를 하기로 결정했다. 수술로 떼어 낸

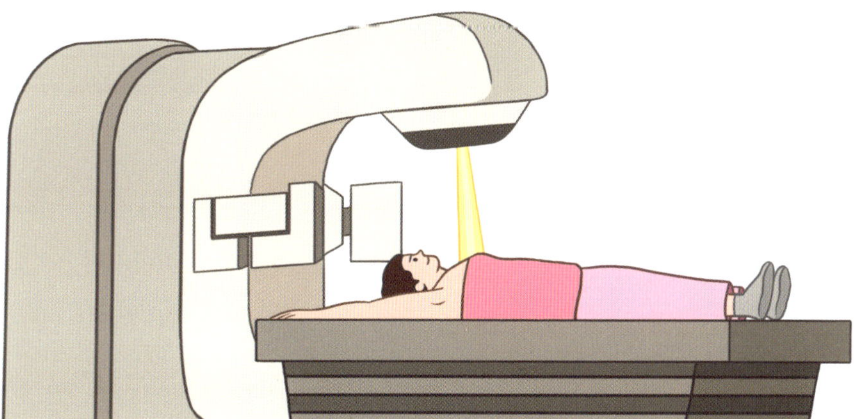

[그림 4-9] 세기조절 방사선 치료

수술 부위 3.2GyX15회, 유방 & 림프절 2.67GyX15회

부위에는 3.2Gy씩, 나머지 유방과 림프절 부위에는 2.67Gy씩 총 15번의 방사선을 처방했다. 세기조절 방사선 치료로 치료계획을 세웠을 때 환자의 유방 모양에 가깝게 방사선 치료 선량 분포가 이루어졌으며 심장과 폐에 들어가는 방사선량을 효과적으로 낮출 수 있었다. 매 치료 전 시행하는 간이 CT를 통해 기존의 치료계획과 현재 자세를 비교하는 영상유도 방사선 치료를 통해 정확한 위치에 방사선이 조사되도록 했다.

5

수술, 항암 치료와 병행하면 금상첨화인 경우

: 질병과 사례 중심으로

수술, 항암 치료와 병행하면 금상첨화인 경우: 질병과 사례 중심으로

김경환 연세암병원 방사선종양학과 교수

암의 3대 치료법인 수술, 항암화학요법, 방사선 치료는 단독으로 시행되는 것보다 다양한 조합과 순서로 이루어지는 경우가 흔하다.

일부 초기 암들, 예를 들어 초기 폐암, 두경부암, 식도암, 위암, 대장암, 전립선암, 자궁경부암 등에서는 수술 단독 또는 방사선 단독으로 완치되기도 한다. 하지만 대부분의 경우 암으로 인한 자각 증세가 없어 국소 진행성, 전이성 병변으로 진단이 되는 경우가 많다. 이때는 수술 이후에도 추가적인 방사선 치료가 필요하기도 하고, 애초에 수술이 불가하여 방사선 치료와 항암화학요법이 함께 시행되기도 한다.

앞에서 다양한 방사선 치료의 종류를 살펴보았는데, 병행요법을 이해하려면 항암화학요법, 수술 등에 대한 이해가 선행되어야 한다.

방사선 치료와 항암화학요법

항암화학요법에는 세포독성 항암화학요법, 표적치료, 최근 각광받고 있는 면역항암제 등 다양한 종류가 존재한다. 방사선 치료와 병행요법으로 가장 오랫동안 사용된 치료는 세포독성 항암화학요법이다. 항암화학요법은 방사선 치료와 동시에 투여될 경우 암세포의 방사선 치료에 대한 감수성을 높여 동일한 방사선량에도 더 많은 암세포가 죽도록 도와준다([그림 5-1]).

또한 세포독성 항암화학요법을 시행하는 환자의 경우 항암화학제제가 잘 침투하지 못하는 뇌 내에 발생한 종양에 대해서는 투과가 자유로운 방사선 치료가 큰 역할을 할 수 있다.

최근 들어서는 새로운 표적치료제 개발이 많이 이루어지고 면역항암제 사용이 보편화되면서 이들과 방사선 치료 간의 상관관계에 대한 관심도 늘고 있다. 표적치료제는 대부분 4기 암 환자들에게 시행되어서 많은 환자들이 약제의 뛰어난 종양 반응으로 혜택을 보고 있다. 다만 표적치료제는 내성이 생긴다는 단점이 있어, 이를 극복하기 위한 방법으로 방사선 치료가 함께 시행되고 있다. 표적치료제를 사용하는 중에 커지는 종양이 있을 경우, 이

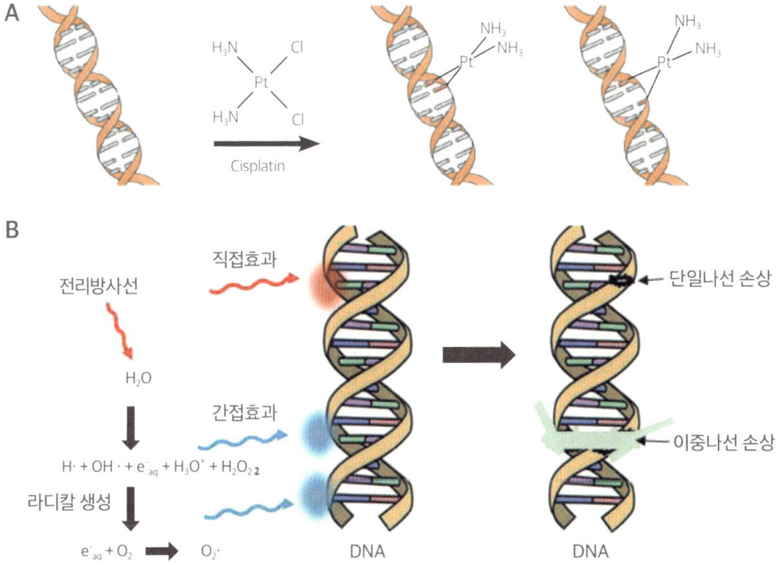

[그림 5-1]
(A) 세포독성 항암화학요법 중 Cisplatin에 의한 DNA 손상을 나타낸 모식도로 주로 DNA 사슬 사이에서 교차반응(Cross Linking)을 일으켜 DNA 합성을 억제한다. (B) 방사선 치료로 유도되는 DNA 손상을 나타낸 모식도로 직접적으로 DNA에 대한 손상(Direct Effect)을 일으키기도 하고 주변에 물 분자와의 상호작용을 통해 발생한 라디칼에 의한 손상(Indirect Effect)을 일으키기도 한다.

들에 대해 선택적으로 타격하여 내성의 진행을 지연시켜서 표적치료제의 사용을 지속할 수 있다.

면역항암제의 경우에도 방사선 치료와의 병합요법이 활발히 연구되고 있는데, 이론적으로도 두 요법의 병합치료가 매우 유망하다고 볼 수 있다.

방사선 치료의 역할이 암세포를 죽이는 것이라 주로 생각하지만, 실제로 방사선 치료는 직접적인 암세포 살상 외에 암세포를 공격하는 병사(면역세포)들을 키워 내는 데에도 큰 역할을 한다([그림 5-2]). 이러한 항종양 면역반응을 유도하는 방사선 치료와 면역세포들의 종양 살상 능력을 증가시키는 면역항암제가 함께 사용될

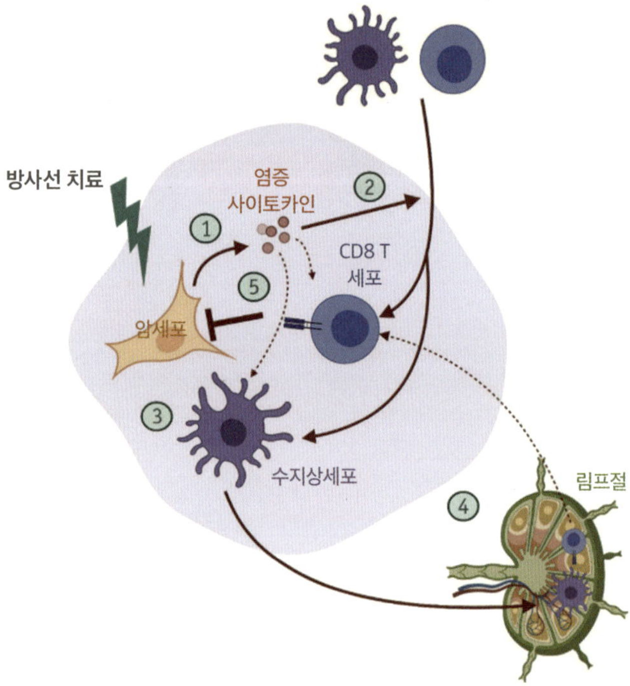

[그림 5-2]

방사선 치료로 유도되는 항종양 면역반응에 대한 모식도이다. 처음 방사선이 암세포에 조사되어 방출되는 다양한 염증성 사이토카인이 주변의 수지상세포(Dendritic Cell)를 활성화시키고, 활성화된 수지상세포들이 림프절에서 CD8 T 세포를 교육한다. 교육을 통해 활성화된 CD8 T 세포들은 다시 종양으로 이동하여 암세포를 죽이게 된다.

때 그 효과는 배가될 수 있다. 요약하자면, 방사선 치료와 항암화학요법은 떼려야 뗄 수 없는 상호 보완적인 관계인 것이다.

방사선 치료와 수술

방사선 치료와 수술은 비슷한 듯하면서도 상호 보완적인 관계이다. 기본적으로 방사선 치료와 수술은 모두 국소요법의 일종으로 분류되고, 항암화학요법은 전신요법으로 분류된다. 그래서 경우에 따라 방사선 치료 또는 수술이 동일한 역할을 시행하기도 한다. 예를 들어 초기 폐암의 경우 수술적으로 절제할 수도 있지만, 방사선 치료 기법 중 하나인 체부정위 방사선 치료(Stereotactic Body Radiotherapy)를 이용하여 동일한 치료 성적을 얻을 수 있다. 비슷한 예로 초기 편도암도 수술적 제거 또는 방사선 치료 단독 모두 비슷한 치료 성적을 얻을 수 있다.

그런데 두 치료법이 상호 보완적일 때가 더 많다. 가장 흔한 것은 수술을 시행한 이후 절제연(절제 범위)에 종양세포가 남아 있는 경우이다. 추가적인 절제로 종양세포를 마저 제거해 볼 수도 있겠지만, 이때는 환자의 정상 조직이 함께 추가적으로 제거되어 정상 기능을 잃는 등 손실이 막대한 경우가 많다. 이때는 정상 조직을 최대한 보존하는 최소침습수술(Minimally Invasive Surgery)을 시행하고 남아 있는 종양세포를 제거하는 데 효과적인 방사선 치료를 시행하여 종양의 치료와 정상 장기의 보존, 두 마리 토끼를 모두 잡을 수 있다.

국내 암등록통계에 따라 질병 중심으로 방사선 치료, 항암화학요법, 수술이 어우러지는 경우들을 살펴보겠다.

폐암

국가암등록통계에 따르면 폐암은 갑상선암과 1, 2위를 다투는 암으로 치명률도 타 암종에 비해 높아서 그 중요성이 매우 큰 암종이라고 할 수 있다. 폐암은 소세포성 폐암과 비소세포성 폐암으로 나뉘는데, 두 가지 모두에서 방사선 치료가 완치 요법으로서 중추적인 역할을 수행하게 된다. 일반적으로 항암화학요법과 함께 시행된다. 소세포성 폐암의 경우에는 4기와 일부 3기 환자를 제외하고는 모두에서 동시항암방사선요법이 시행되고 있고, 비소세포성 폐암의 경우 주로 3기 환자들에게 동시항암방사선요법이 시행된다.

1980년대 이전에는 국소진행성 폐암 환자에게 주로 방사선 치료 단독 요법이 많이 시행되었으나, 앞서 말한 항암화학요법과 방사선 치료의 상호작용을 근거로 동시항암방사선요법이 시행되었다. 이에 따라 폐암 환자들의 생존율 향상에 획기적인 효과가 있었다.

방사선 치료는 일반적으로 1일 1회씩 총 30회 이루어지는

데, 약 6주간 시행된다. 세포독성 항암화학요법은 1주일에 1회 시행하는 경우가 많으며, 치료 기간 중 총 6회 치료를 받게 된다. 첫 치료 때는 방사선 치료와 세포독성 항암화학요법의 시너지 효과를 위해 항암제를 먼저 주사로 투여받아 혈중 항암제 농도를 높인 다음에 방사선 치료를 받는 순서로 진행된다. 그래야만 종양 내에 세포독성 항암제가 충분히 침투하여 암세포의 방사선감수성을 높여 치료 효과를 최대화할 수 있다. 첫날을 제외하고 이후부터는 같은 날 항암 치료보다 방사선 치료를 먼저 시행해도 괜찮다. 매주 항암제를 맞으면서 이미 혈중 항암제 농도가 유지되고 있기 때문이다.

2010년대 들어서는 동시항암방사선요법에 더하여 추가적인 면역항암 치료를 시행했을 때의 생존율 향상이 증명되어 방사선 치료, 세포독성 항암화학요법, 면역항암제가 어우러져 역대 최고의 치료 성적을 내고 있다. 면역항암 치료는 동시항암방사선요법을 시행한 이후 CT 촬영을 하고, 여기서 질병의 진행이 없을 경우에 시행하게 된다. 국내에서는 PD-L1(암세포의 표면이나 조혈세포에 있는 단백질) 발현이 1% 이상인 경우에만 급여 인정이 된다. 일반적으로 2주에 한 번씩 1년 동안 주사로 투여받게 된다. 이때 면역항암 치료제는 잔존 암을 제거하고 추후 발생 가능한 원격 전이를 막아주는 역할을 하게 되어, 궁극적으로는 환자의 생존율을 높일 수 있다.

유방암

유방암도 수술과 방사선 치료와 최고의 콤비를 이루는 암 중 하나이다. 예전에는 유방암의 치료가 유방전절제술에서 출발하다 보니 유방암 환자의 상실감과 삶의 질에 큰 저하를 가져왔다. 하지만 위에서 언급했듯이 수술의 범위를 줄이고 방사선을 추가하는 접근법을 통해 유방 전체를 제거하지 않고 종양만을 제거하고 남은 유방에 대해서는 방사선 치료를 시행하여 유방을 제거하지 않고도 완치를 이룰 수 있게 되었다.

최근에는 선행 항암화학요법이 활발히 시행되면서 종양이 크거나 다발성이어서 유방전절제술이 불가피한 환자에게도 항암화학요법을 먼저 시행하여 종양의 크기를 줄여서 수술의 범위를 줄이고, 이후 방사선 치료를 시행하여 유방을 보존하면서도 동일하거나 더 우수한 생존율을 얻을 수 있게 되었다. 이처럼 유방을 보존할 경우 전절제술을 받는 것에 비해 환자에게 심리적으로 부담이 덜하고 삶의 질도 더 향상되는 면이 있을 수 있다.

두경부암

최소침습수술과 방사선 치료의 병합이 가장 빛을 발하는 경우는 두경부암에서다. 두경부는 우리 몸의 오감을 모두 담당하고 있고 기능적으로 가장 집약되어 있는 기관이다. 시각, 청각, 후각, 미각, 촉각을 담당하는 기관들이 20~30cm 범위 안에 모여 있다

보니 여기서 발생하는 암들을 치료하기가 매우 까다롭다. 이러한 공간의 제약으로 인해 수술을 하고자 할 때 수술 시야가 매우 좁고 손으로 접근하기도 어렵다. 예를 들어 코나 주변 부비동에 종양이 발생한 경우, 이를 완전 절제하기 위해서 예전에는 얼굴의 광대뼈를 열어서 젖힌 다음 종양을 제거했는데, 이 과정에서 얼굴에 심한 흉터도 남고 여러 가지 부작용이 따를 수밖에 없었다. 하지만 이제는 내시경을 이용한 최소침습수술이 가능해져서 겉으로 칼자국이 전혀 나지 않고 콧구멍 안쪽으로 접근하여 종양만 긁어내는 수술이 시행된다. 이럴 경우 회복 기간이 훨씬 빠르고 환자의 만족도도 매우 높다.

구인두암도 비슷한 경우이다. 구인두암은 쉽게 말해 목구멍 가장 깊숙한 곳에 발생하는 종양이다. 입을 벌려서 손을 넣어 종양을 제거해야 하지만 입의 크기가 한정적이라 이런 접근법이 매우 어렵다. 그래서 예전에는 아래턱을 반으로 갈라서 완전히 열고 공간을 확보하여 종양을 제거하는 수술이 많이 시행되었다. 그러다 보니 턱에 흉터가 남고 완치가 되더라도 흉터가 신경 쓰일 수밖에 없었다. 이후 수술 기법이 획기적으로 발전하여 현재는 로봇을 이용한 수술(Transoral Robotic Surgery, TORS) 기법이 개발되어 활발히 적용되고 있다.

기존 수술과 가장 큰 차이는 더 이상 턱을 반으로 자를 필요가 없이 로봇 팔이 구강으로 접근하여 심부의 암을 제거한다는 것

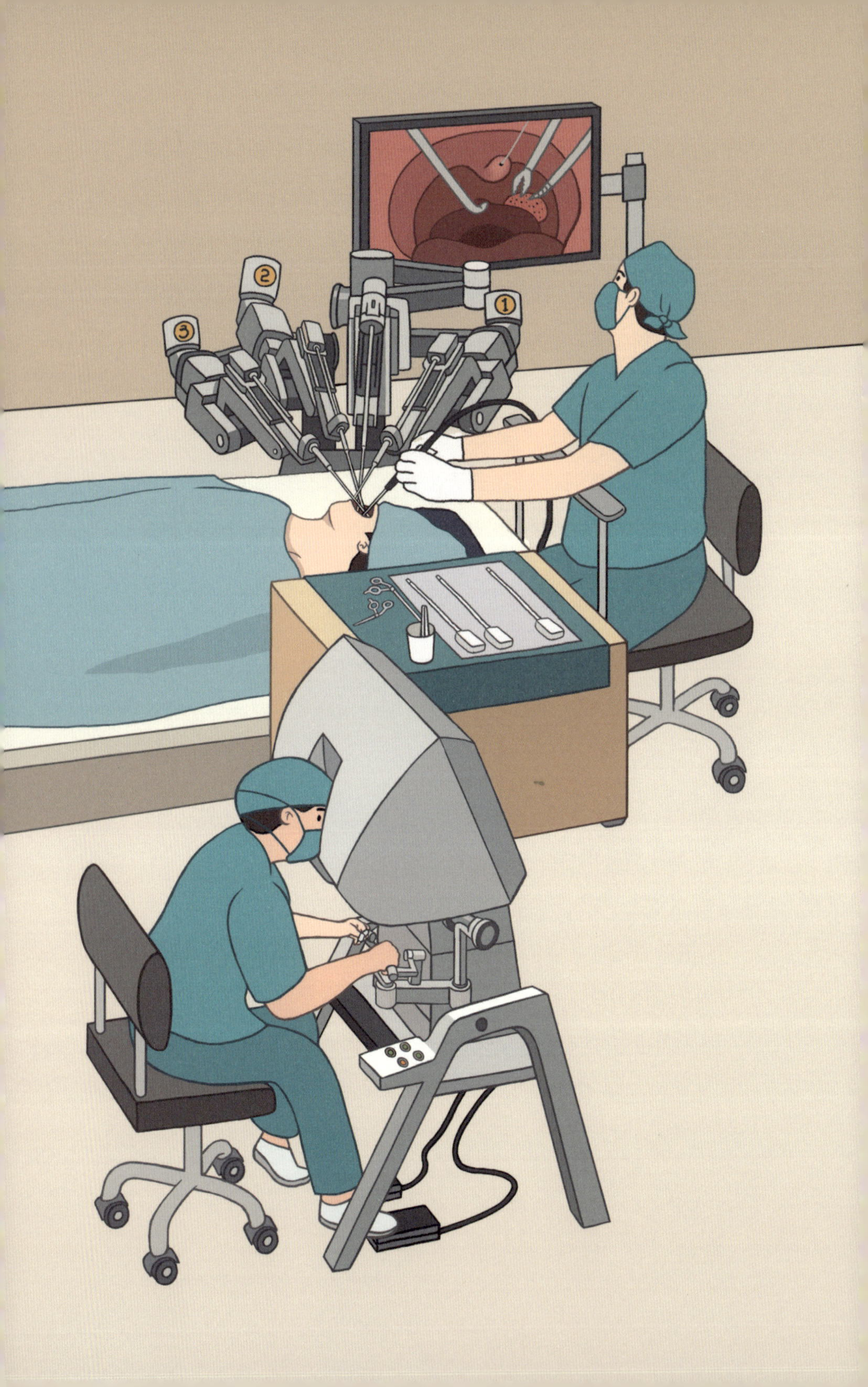

이다. 그리고 정밀한 로봇 수술 기법을 이용하여 절제 범위를 최소화하여 주변 정상 조직의 손실을 최소화할 수 있다. 이를 통해 수술 이후에도 삼키는 기능, 혀의 움직임 등이 매우 잘 보존된다는 장점이 있다. 이처럼 최소침습수술법으로 정상 조직의 손실을 최소화하여 수술 이후 회복 기간이 줄어들고 기능적 보존도 원활해졌다. 단 절제 범위가 줄어들다 보니 절제연에 종양세포가 남아 있는 경우가 증가하고 국소 재발의 위험성이 높아질 수 있다. 여기서 방사선 치료가 아주 큰 역할을 하게 된다. 수술 이후 방사선 치료는 보통 25~30회 정도 시행되는데, 이렇게 분할 방사선 치료를 하게 될 경우 정상 조직은 충분히 재생이 되면서 사이사이에 존재하는 종양세포를 제거할 수 있다.

육종

또 한 가지 예를 육종에서도 찾을 수 있다. 초창기의 팔이나 다리에 발생한 육종의 치료는 종양이 발생한 팔이나 다리를 절제하는 수술이었다. 이때 치료는 잘되지만 제거된 팔이나 다리로 인해 기능적으로나 미용적으로 손실이 매우 컸다. 방사선 치료가 도입되면서 팔이나 다리 전체를 제거하지 않고 종양 제거술만 시행하고 방사선 치료를 통해 잔존 암을 제거하는 치료법이 시행되기 시작했다. 반대로 수술 전에 방사선 치료를 선행요법으로 시행하고 이후 종양 절제를 시행하는 경우도 있는데, 두 가지 모두 팔과 다리를 보존할 수 있다는 점에서 큰 이점이 있다. 요약하자면, 수술과 방사선 치료의 적절한 병합을 통해 수술 범위를 줄여서 조직 손상은 최소화하고 종양 제어율은 방사선 치료를 통해 보존하여 완치와 삶의 질 보존이라는 두 마리 토끼를 모두 잡는 효과를 얻을 수 있다.

자궁경부암

최근에는 인유두종바이러스(Human Papilloma Virus, HPV) 백신으로 그 빈도가 감소하고 있으나 자궁경부암도 대표적으로 방사선 치료와 세포독성 항암화학요법의 콤비 플레이가 돋보이는 암종 중 하나이다.

폐암과 비슷하게 자궁경부암에도 1990년대 이전에는 국소진행성 병기에서 방사선 치료 단독 요법이 많이 시행되었으나, 이후 세포독성 항암화학요법을 동시에 시행하는 동시항암방사선요법이 시행되면서 환자들의 생존율이 높아졌다. 세포독성 항암화학요법이 암세포의 방사선 치료에 대한 민감성을 증가시키면서 종양의 완전 관해율이 증가하고 재발률이 떨어진 결과이다. 특히 자궁경부 주위 조직으로 종양이 침범한 IIB기 이상부터 이러한 병합요법의 시너지 효과가 큰 역할을 하게 된다. 자궁경부 주위 조직으로 종양이 침범한 경우에는 종양의 완전 절제가 어렵고 수술 단독 요법으로는 완치를 하기가 매우 어렵다. 하지만 동시항암방사선요법을 통해 자궁적출술 없이도 완치할 수 있으며, 장기 보존이 가능하게 된다.

직장암, 폐암, 췌장암

직장암, 폐암, 췌장암 등 다양한 암종에서 시행되는 선행 동시항암방사선요법도 수술, 항암화학요법, 방사선 치료가 병행되었을 때 금상첨화인 예로 볼 수 있다. 이러한 암들의 특성은 암의 위치와 해부학적 구조상 바로 수술을 시행할 때 완전 절제가 까다롭다는 공통점이 있다.

이런 경우 수술에 앞서 종양의 크기를 줄일 수 있다면 완전 절제의 가능성이 높아지는데, 이를 위해 선행 동시항암방사선요법을 시도하게 된다. 이렇게 종양의 완전 절제의 가능성을 올리면 환자들의 재발률을 감소시키고 생존율을 높일 수 있다.

완치율 증가라는 목적 외에 수술 전 동시항암방사선요법을 통한 장기 보존의 예도 많이 찾아볼 수 있다. 한 예로 직장암에서 동시항암방사선요법을 통한 항문 보존 요법이 있다. 하부직장암은 종양과 항문의 거리가 불과 2~3cm밖에 안 되는 경우가 있는데, 이때 종양을 제거하면서 필연적으로 항문도 같이 제거하게 된다. 항문이 제거됨으로써 환자는 더 이상 정상적인 배변 생활을 할 수 없고 영구적으로 장루를 설치해야 한다. 이는 환자의 삶의 질에 지대한 영향을 끼칠 수밖에 없다. 이런 경우 하부직장암에 대해 동시항암방사선요법으로 그 크기를 줄여서 국소 절제로 항문 보존을 시도해 볼 수 있다. 동시항암방사선요법의 효과가 매우 좋았던 환자에게는 아예 수술을 시행하지 않고 주기적으로 추적 관찰만 하는 경우도 있다. 때로는 항문 자체에 종양이 발생하기도 하는데, 이러한 경우에도 동시항암방사선요법을 통해 항문절제술을 피하고 항문 보존을 시도해 볼 수 있다. 이렇게 항문을 보존한 환자들의 만족도는 매우 높다.

폐암에서도 비슷한 예를 찾아볼 수 있다. 폐암 수술은 대부분 폐엽 한 개를 자르는 수술을 많이 시행하게 된다. 우측에 세 엽, 좌측에 두 엽, 총 다섯 개의 폐엽이 존재하는데 하나의 폐엽 절제로는 일상생활에 큰 무리가 가지 않는 경우가 많다. 하지만 종양이 중심부에 위치할 때는 폐엽을 두 개 이상 절제해야 하는 경우가 생기고, 심하면 한쪽 폐 전체를 제거해야 하는 상황도 발생한다. 이때 동시항암방사선 치료로 종양의 크기를 줄여서 절제 범위를 줄일 수 있게 되면 폐엽 한 개 절제로 수술을 마칠 수 있다. 이렇게 폐 조직의 손실을 최소화하면 수술 이후 폐 기능 회복도 빠르고 일상으로의 복귀가 훨씬 수월할 수 있다.

면역항암제와 방사선 치료

최근 각광받는 면역항암제와 방사선 치료의 병합요법에 대해 살펴보자. 면역항암제에도 다양한 종류가 있으나 여기서 언급하는 종류는 면역관문억제제(Immune Checkpoint Inhibitor), 특히 항-PD-1/PD-L1 항체를 주로 말한다. Pembrolizumab, Nivolumab, Durvalumab, Avelumab 등 여러 제약회사가 이러한 계열의 약들을 개발했고, 다양한 암종에서 활발히 사용되고 있다.

대부분 4기 암 환자들에게 사용되는 만큼 초창기에는 방사선 치료가 개입할 여지가 별로 없었다. 그런데 다양한 전임상 연구들을 통해 방사선 치료가 항종양 면역반응을 유도하는 촉매제라는 사실이 밝혀지고, 면역항암제 단독의 반응률이 20%대를 넘기 힘든 한계점으로 방사선 치료와의 병합요법에 대한 관심도가 높아지고 있다.

면역항암제의 시대가 오기 전부터 방사선 치료로 인한 항종양 면역 효과가 보고되어 왔다. 이러한 현상을 압스코팔 효과(Abscopal Effect)라고 부른다. 한 예로 유방암 환자에게 다발성 폐전이, 골전이가 진단되었다. 이때 모든 항암화학요법은 거부하고 통증을 유발하는 골전이 병변에 대해서만 방사선 치료를 받았는데, 폐에 있던 다발성 전이 결절들이 모두 크기가 감소했다. 다만 임상적으로 이러한 경우는 매우 드물었는데, 면역항암제 도입 이후 이러한 현상의 빈도가 비약적으로 증가했다.

이러한 현상의 원리는 방사선 치료로 인해 사멸되는 종양세포에서 종양 관련 항원 노출이 증가하고 이러한 항원을 인지하는

T 세포들의 수와 활성이 증가하면서 다시 전신의 종양세포들을 공격하여 종양의 크기가 감소하는 것이다. 이때 면역항암제는 T 세포들이 탈진(Exhaustion) 상태에 빠지지 않도록 하여 이러한 효과를 배가시키는 것이다. 면역항암제만 사용하는 경우에는 즉각적인 종양세포 사멸의 효과가 적어서 이러한 항종양 면역반응 유도가 부족할 수 있는데, 이 부분을 방사선 치료가 보완하게 되는 것이다.

면역항암제와 방사선 치료를 병합할 때는 주로 방사선 치료 횟수를 최대한 적게 시행하는 것이 좋다고 알려져 있고, 대부분 5회 이하로 시행하는 경우가 많다. 또한 치료 범위도 영상학적으로 확인되는 종양만 치료하는 방식이 많이 사용된다. 이는 방사선 치료가 주변 혈관을 지나다니는 림프구를 죽이는 효과도 있어 이 영향을 최소화하기 위함이다.

기존의 방사선 치료와 비교해 면역항암제와 더 뛰어난 시너지 효과를 보일 것으로 기대되는 치료법이 있는데, 이는 바로 조만간 도입될 중입자 치료이다. 중입자 치료는 주변으로 저선량 방사선의 퍼짐 효과가 매우 적어 림프구에 대한 영향이 최소화될 수 있다. 또한 기존 방사선 치료 대비 생물학적 효과가 2~3배 이상 커서 기존 방사선 치료로 제거되지 않던 종양세포를 제거할 수 있게 되어 항종양 면역반응의 증강에도 더 큰 역할을 할 수 있을 것이다. 면역항암제와 방사선 치료의 병합요법은 발전 가능성이 무궁

무진하며 가장 활발하게 연구될 분야 중 하나로, 앞으로 많은 환자들이 혜택을 볼 수 있을 것으로 기대되는 조합이다.

방사선 치료와 함께 시행했을 때 금상첨화인 수술, 항암화학요법에 대해 간략하게 살펴보았다. 이 세 가지 치료법은 상호 배타적인 것이 아니라 함께했을 때 시너지를 일으켜 더 큰 효과를 보는 경우가 많다([그림 5-3]).

지금까지 알려진 조합들을 뛰어넘은 다양한 병합요법을 개발하기 위한 방사선종양학과 의사들의 노력은 지금도 계속되고 있

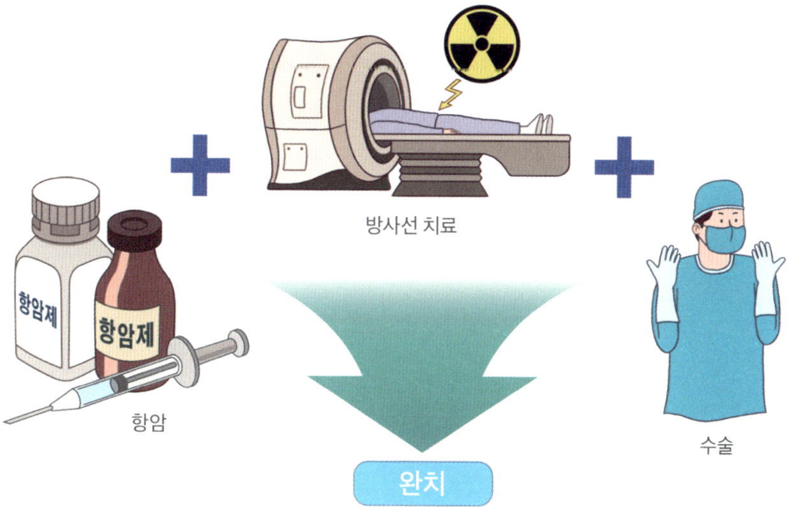

[그림 5-3] 최적의 병합요법으로 완치를 달성한다

다. 가까운 미래에 환자들에게 더 좋은 병합치료법을 제시할 날이 오기를 바란다.

6

방사선 치료의 절차
: 방사선 치료 전, 치료 기간, 치료 후 이것만은 기억하기

방사선 치료의 절차

: 방사선 치료 전, 치료 기간, 치료 후 이것만은 기억하기

변화경 연세암병원 방사선종양학과 교수

방사선 치료 과정에서 환자가 겪게 되는 과정은 크게 치료 전 진찰, 모의 치료, 방사선 치료, 치료 후 정기 진찰로 나눌 수 있다. 방사선 치료의 절차를 살펴보고 이 과정에서 기억해야 할 사항에 대해 알아보자.

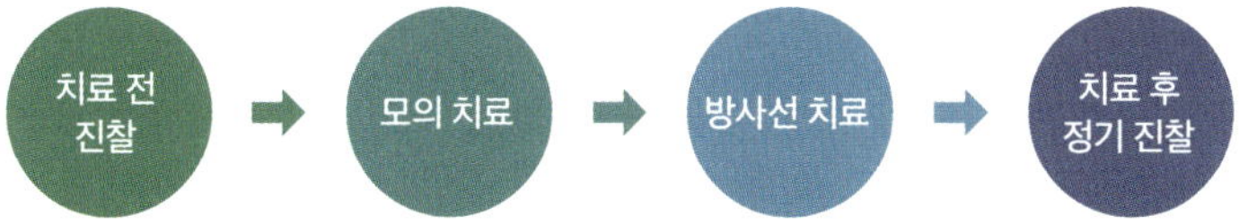

[그림 6-1] 방사선 치료의 절차

방사선 치료 전: 진찰

방사선 치료를 계획했다면 가장 먼저 방사선종양학과 의사의 진찰을 받게 된다. 치료 전 진찰은 의사와 환자가 함께 방사선 치료 계획을 상의하고 결정하는 중요한 과정이다. 방사선종양학과 의사는 진찰 후 방사선 치료 여부, 치료 시기, 치료 부위, 치료 방법, 방사선 조사 횟수, 방사선량을 결정한다. 진찰을 통해 환자의 컨디션과 질병 상태를 파악하고, 종양의 종류, 병기, 검사 결과, 수술 여부, 항암 약물 치료 여부, 방사선 치료의 목적 등을 종합하여 치료계획이 결정되는 것이다.

약을 먹을 때도 환자마다 약의 종류와 용량 및 복용 방법이 다르듯이, 방사선 치료도 마찬가지로 환자마다 치료 기간과 방사선량이 달라지게 된다. 진찰 시 의사가 치료계획을 결정하는 데 도움이 될 수 있도록 불편한 증상이나 통증에 대해 정확히 정보를 전달하도록 하자. 통증이 있다면 통증의 강도, 위치, 양상, 시작 시점, 악화 요인, 완화 요인 등을 의사에게 알리는 것이 좋다.

의사는 일반적으로 방사선 치료로 인한 효과가 부작용에 의한 위험성보다 훨씬 높다고 판단될 때 방사선 치료를 하도록 권한다. 환자 스스로도 방사선 치료로 인해 기대되는 효과와 발생 가능성이 있는 부작용에 대해서 설명을 잘 듣고 치료 과정에 참여하는 것이 중요하다.

모의 치료

방사선 치료 전에 해야 할 중요한 과정은 모의 치료이다. 모의 치료는 실제 방사선 치료 시와 동일한 조건과 자세로 시행되며 치료에 필요한 준비 작업을 시행하는 과정이다.

방사선 치료가 진행되는 동안 자세를 정확히 유지하는 것이 중요한데, 모의 치료 시 환자가 편안하게 유지할 수 있는 자세를 정하게 된다. 필요에 따라 자세 고정과 유지를 돕기 위해서 몸을 받치는 기구를 제작하기도 한다. 치료 부위가 머리, 얼굴, 목 부위일 경우 고정하기 위한 마스크를 제작한다. 이 마스크는 환자 얼

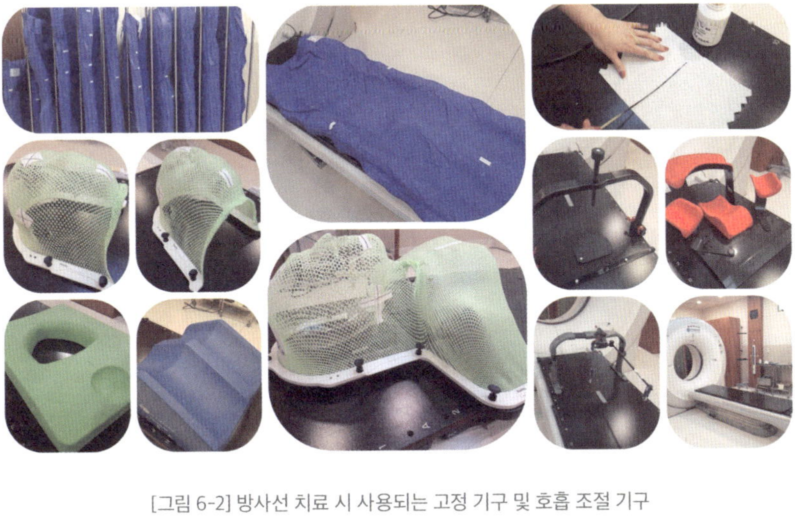

[그림 6-2] 방사선 치료 시 사용되는 고정 기구 및 호흡 조절 기구

굴 본을 떠 만들어지는 플라스틱 재질의 두경부 고정 기구이다.

모의 치료 시에는 긴장을 풀고 의료진의 안내에 따라 편안하게 자세를 취하면 된다. 치료 부위에 따라서 금식, 소변 참기, 관장 등 모의 치료 전 준비 사항이 있는 경우도 있으므로, 의료진의 안내에 따르도록 하자.

간, 폐, 상복부를 치료할 경우 호흡에 따라 종양이 움직이게 된다. 따라서 호흡을 조절하기 위해 배를 누르거나 호흡을 조절하는 기구를 사용할 수 있다. 긴장을 풀고 얕고 규칙적인 호흡을 할 수 있도록 노력하며, 갑자기 숨을 크게 들이마시거나 내쉬지 않도록 해야 한다.

모의 치료 시 치료계획용 CT를 촬영하게 된다. 필요에 따라서 치료계획용 PET-CT나 MRI를 촬영할 수도 있다. 환자들이 이전에 진단용 CT를 찍었는데 반드시 치료계획용 CT를 다시 찍어야 하는지 묻는 경우가 많다. 방사선 치료 시 특정한 자세가 요구되고, 고정 기구를 사용하는 경우도 있기 때문에 이전에 촬영한 진단용 CT 영상은 방사선 치료계획에 이용할 수 없다. 따라서 방사선 치료 시 치료계획용 CT를 찍는 것은 필수적인 과정이다.

경우에 따라 촬영 시 조영제를 사용할 수 있으며, 의료진의 안내에 따라 일정 시간 금식이 필요할 수도 있다. 모의 치료 시 몸에 선을 그리게 되는데, 이 선은 방사선 치료 시 몸이 정해진 자리에 일정하게 위치할 수 있도록 표시한 기준선이다. 몸에 그려진 선은 지워지지 않도록 조심해야 하며, 옷에도 잉크가 묻을 수 있으니 주의해야 한다. 씻을 때는 선이 지워지지 않도록 간단한 샤워만 하고 선 부위에 비누칠을 하거나 문지르지 않아야 한다. 선이 희미해지거나 지워지면 다시 그릴 수는 있으나 최대한 선이 지워지지 않는 것이 정확한 치료에 도움이 된다.

치료계획용 CT가 얻어지면 이를 이용해서 방사선 치료계획이 이루어진다. 방사선종양학과 의사는 얻어진 CT에 한 장 한 장마다 치료 부위와 정상 장기를 표시한다. 이후에는 방사선 치료계획 전용 컴퓨터 시스템으로 치료 부위와 정상 장기에 선량이 어느 정도 들어가게 할지 정하는 과정을 거친다. 계산 결과가 치료 부위와 정상 장기의 목표 선량을 만족할 때까지 여러 번 반복하여 시행하게 된다. 마지막으로 컴퓨터로 수립된 치료계획대로 치료 장비에서 실제로 방사선 조사가 되는지 확인하는 과정을 거치는데, 기준을 통과해야만 치료를 시작하게 된다.

이처럼 방사선 치료계획 과정은 각 분야의 여러 전문가에 의해 이루어지며, 상당한 시간과 노력이 소요되는 작업이다. 이 과정은 수일에서 수 주일이 소요되기도 한다.

방사선 치료

방사선 치료는 종양을 효과적으로 제거하면서 부작용을 최소화

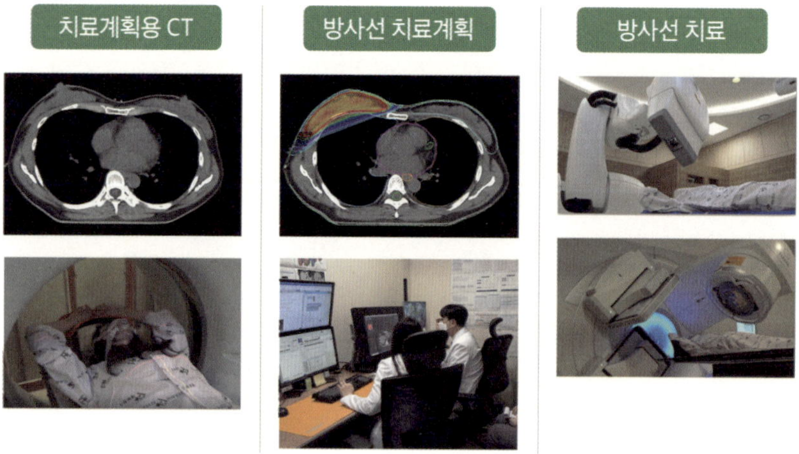

[그림 6-3] 방사선 치료 준비 과정

하기 위해 여러 번으로 나눠 시행된다. 일반적으로 주말과 공휴일을 제외한 평일에, 하루에 한 번씩 매일 치료를 받게 된다. 방사선 치료는 매일 정해진 예약 시간에 치료하게 되는데 치료를 거르지 않고 계획된 일정에 잘 따르는 것이 치료 효과가 가장 좋다. 부득이하게 중간에 치료를 쉬어야 할 경우에는 반드시 담당 의사와 상의하도록 하자.

1회 치료 시간은 일반적으로 10분 내외이다. 한 번에 고선량이 조사되는 체부정위 방사선 치료의 경우 치료 시간이 30분 정도로 길어질 수 있다. 치료 시 방사선이 들어가는 느낌이나 통증은 없으므로 편하게 자세를 유지한 채로 있으면 된다.

방사선 치료 기간에 직장, 학업 등 일상생활이 반드시 중단되어야 하는 것은 아니다. 대부분은 일상생활에 변화 없이 치료받을 수 있으나, 이는 환자의 컨디션에 따라 적절히 결정되어야 할 것이다. 환자들이 방사선 치료 후 몸에서 방사선이 방출될까 봐 걱정하는 경우가 많은데, 이는 전혀 사실이 아니므로 방사선 치료를 받는 동안 주변 사람을 피할 필요는 없다. 방사선은 치료 기계가 동작할 때만 발생되며, 몸속의 종양세포에 영향을 주고 즉시 소멸이 되기 때문에 치료 후에는 몸속에 남아 있지 않다.

식사에서 특별하게 제한되는 음식은 없으니 영양가 있는 음식을 섭취하여 체력을 유지하는 것이 좋다. 다만 식도, 복부, 골반 등을 치료받는 경우 소화기관의 점막에 자극을 줄 수 있는 맵고 짠 음식은 피하는 것이 좋다. 방사선 치료 기간에는 체중이 급격하게 늘거나 줄지 않아야 한다. 몸의 체형이 변하면 방사선 치료 부위가 달라져서 정확하게 조사되지 않을 수 있으므로 일정한 체중을 유지할 수 있도록 노력해야 한다.

방사선 치료 후: 정기 진찰

방사선 치료가 끝나면 방사선종양학과 의사의 정기적인 진찰을 받게 된다. 정기적인 진찰의 목적은 치료 반응을 평가하고 후기 부작용을 관리하기 위함이다.

항암 치료를 하더라도 암이 하루아침에 없어지는 것이 아니라 서서히 줄어드는 것처럼 방사선 치료도 치료 직후에 바로 효과가 나타나는 것은 아니다. 높은 에너지의 방사선이 암세포의 DNA를 공격하게 되면 암세포는 분열 증식하는 기능이 파괴되어 서서히 죽게 된다. 암세포가 죽고 종양이 줄어드는 과정은 일반적으로 치료 후 수개월에 걸쳐서 서서히 일어나기 때문에 기다리는 과정이 필요하다.

일반적으로 치료 종료 후 1~3개월 후에 첫 치료 반응을 평가하게 되며, 이후에도 정기적인 추적관찰을 통해서 치료 반응을 확인하고 이에 따라 향후 치료계획이 수립된다.

방사선 치료의 부작용

방사선 치료로 인한 부작용에 대해 알아보자. 부작용은 치료받는 신체의 부위에 따라 다르게 나타난다. 전신적으로 작용하는 항암 약물 치료와 달리 방사선 치료는 국소 치료로, 치료 부위에만 효과와 부작용이 나타나기 때문이다. 예를 들어 방사선 치료 시 머리카락이 빠지는지 묻는 경우가 많은데, 방사선 치료를 하는 곳이 머리 부위가 아니라면 방사선 치료로 인해서 머리카락이 빠지는 일은 없다. 또한 부작용은 방사선의 조사 범위와 조사 선량에 따라 다르고 환자의 건강 상태에 따라 다르기 때문에 사람마다 다르게 나타난다.

방사선 치료 중이나 3개월 이내에 나타나는 부작용을 급성 부작용이라고 한다. 급성 부작용의 증상은 일반적으로 치료가 끝나면 1~2개월 내로 좋아진다. 급성 부작용을 확인하고 관리하기 위해서 치료 중 정기적으로 담당 의사의 진찰을 받게 되는데, 이때 방사선 치료 중 새로 발생한 몸의 이상과 불편감에 대해서 적극적으로 알려야 한다. 담당 의사는 급성 부작용을 관리하고 환자의 불편을 줄이기 위해서 필요에 따라 약을 처방하는 등 적절한 조치를 취할 것이다.

방사선 치료 후 나타나는 후기 부작용은 일반적으로 치료 후 수개월에서 수년 후에도 나타날 수 있다. 후기 부작용은 발생할 가능성은 적지만 예측하기 어렵고, 나타나게 되면 간혹 심각한 위험을 초래하는 경우가 있다. 따라서 후기 부작용은 방사선종양학과 의사의 정기적인 진찰을 통해서 전문적으로 관리되어야 한다.

일반적으로 나타나는 방사선 부작용에는 피로감과 피부 증상이 있다. 이 외에 방사선 치료 부위별로 발생할 수 있는 증상으로는 뇌의 경우 치료 부위 탈모, 메스꺼움, 구토, 두통이 있으며, 두경부에는 구강 변화, 삼키기 어려움, 피부 변화가 있다. 유방은 피부 변화, 림프부종이 있을 수 있으며, 흉부의 경우 삼키기 어려움, 기침, 숨차는 증상이 나타날 수 있다. 복부는 설사, 메스꺼움, 구토, 복통, 속쓰림이 나타날 수 있으며, 골반 부위에는 설사, 복통, 소변방광장애, 배변장애, 성기능장애, 피부 변화가 나타날 수 있다.

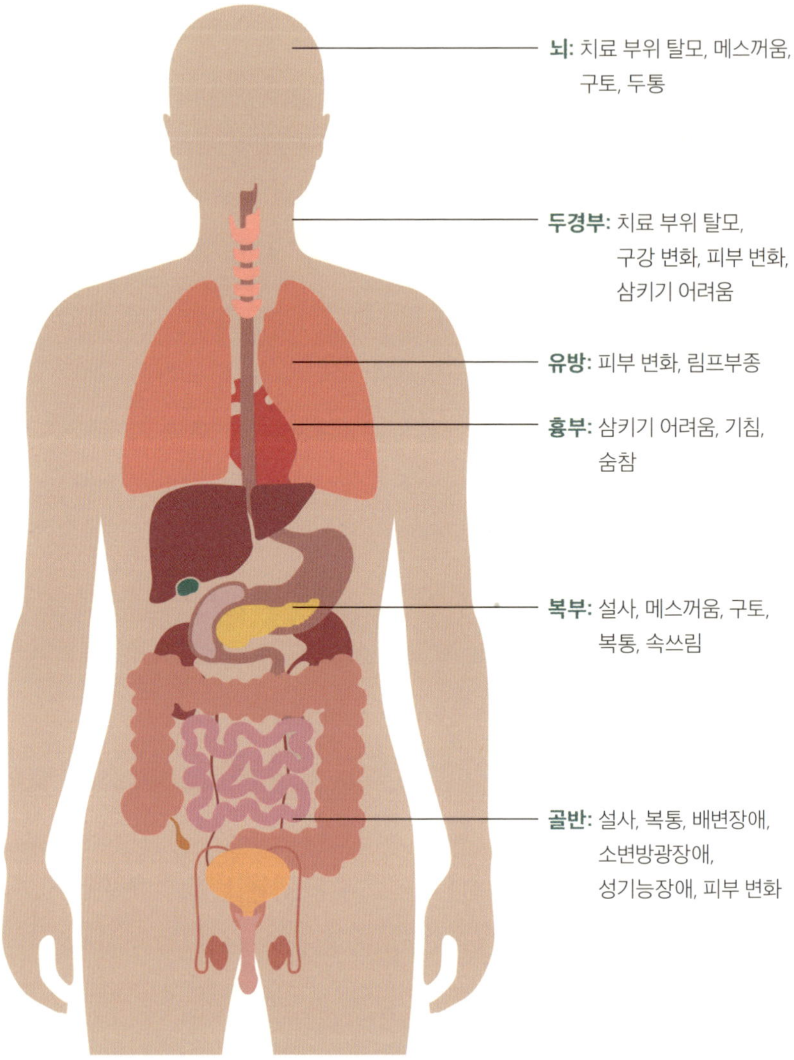

[그림 6-4] 방사선 부작용의 부위별 증상

피로

방사선 치료 중에는 정상보다 더 많은 에너지가 소모되어 피로를 느낄 수 있다. 피로감의 정도는 개인차가 있지만 대부분의 환자는 일상생활을 수행할 수 있으며 충분한 휴식을 취하면 회복된다.

피부

방사선이 조사된 부위의 피부에 건조, 붉어짐, 부어오름, 가려움, 벗겨짐, 색이 어두워짐 등의 증상이 나타날 수 있다. 뜨거운 물에 목욕을 하거나 때를 미는 것은 피해야 하며, 꽉 끼거나 거친 옷은 피부에 자극을 줄 수 있으므로 면 소재의 헐렁한 옷을 입는 것이 좋다. 크림이나 로션을 발라 보습을 하면 방사선 피부염을 예방하는 데 도움이 된다. 다만 치료 직전에는 바르지 않아야 한다. 피부 증상이 심할 경우 연고를 바르거나 드레싱을 하기도 한다. 피부 증상이 치료되는 기간은 보통 2~4주 정도 걸린다.

탈모

머리 부분에 방사선을 조사한 경우 탈모를 경험하게 된다. 치료 후 3~4주에 빠지기 시작하며 이후 3~4개월 후에 다시 자란다. 다시 자란 모발은 치료 전과 비교하여 색깔이나 형태가 바뀔 수 있다.

조혈기능 억제

혈액세포를 만드는 골수 부위에 방사선이 조사되면 조혈기능이 일부 억제될 수 있다. 다만 항암제에 의한 조혈기능 억제보다는 일반적으로 증상이 경미하다.

뇌

방사선이 조사되면 뇌의 조직이 부어서 두통, 오심, 구토, 경련 등의 증상이 나타날 수 있다. 이 경우 스테로이드 제제를 투약하여 뇌부종을 줄일 수 있다. 뇌에 고용량이 조사된 경우 국소적으로 뇌 조직이 괴사되는 방사선 괴사가 나타날 수 있다. 이때는 스테로이드 치료나 증상이 심하면 수술을 해야 할 수도 있다.

구강장애

구강 부위에 방사선이 조사된 경우 구강 건조 및 점막염이 나타나서 통증이 생기고 식사를 하기 어려워질 수 있다. 음식을 먹을 때 금속 맛이 나는 등 미각이 변화해 입맛이 떨어지기도 한다. 자극적인 음식을 피하고 물을 조금씩 자주 마시며 가글을 하여 구강을 청결하게 유지하는 것이 좋다. 또한 충치가 생길 수 있으며 침이 끈끈해지기도 한다. 점막염은 치료 종료 후 2~3주 지날 무렵에 호전되나 미각 변화, 구강 건조는 수개월, 수년간 지속될 수 있다.

식도염

목이나 흉부에 방사선 치료를 받는 경우 식도의 점막염이 발생할 수 있다. 음식이 목에 걸리는 느낌, 쓰림, 통증이 발생할 수 있다. 치료 종료 후 2~3주 정도 지나면 호전된다.

방사선폐렴

폐, 유방 부위에 조사를 받은 경우 나타날 수 있으며, 방사선 치료 후 3~6개월 정도 지나면 증상이 나타난다. 마른기침과 숨찬 증상이 동반된다. X선 영상에서 방사선 치료 부위에 폐렴처럼 보이는 변화가 보인다. 대개 자연 치유되지만, 증상이 심하면 스테로이드계 제제를 복용하는 것이 도움이 된다.

설사

골반, 위, 복부에 방사선을 받았을 때 생길 수 있다. 계속적인 설사에는 지사제를 투약할 수 있다. 치료 종료 후 2~3주 정도 지나면 호전된다.

메스꺼움과 구토

위, 소장, 대장, 머리에 방사선 치료를 받았을 때 나타날 수 있다. 방사선 치료를 받은 후 나타나 몇 시간 동안 지속되기도 한다. 구토억제제를 복용하는 것이 도움이 된다.

소변과 방광

요도와 방광, 전립선, 직장, 자궁에 방사선 치료를 받게 되면 소변을 볼 때 통증이 생길 수 있다. 소변을 자주 보거나, 급박하게 보거나, 잠을 잘 때에도 소변을 보기 위해 자주 일어나는 증상이 나타나기도 한다. 방광염이 생길 수 있으며 소변에 피가 섞여 나올 수 있다.

생식기장애

여성은 난소 부위에 방사선이 조사되면 난소부전이 나타날 수 있으며, 홍조, 무월경, 골다공증과 같은 폐경 증상이 나타난다. 이때는 의사와 여성호르몬 복용에 대해 상담하는 것이 필요하다. 질 부위에 방사선이 조사되면 질 협착이 발생하여 성교 시 불쾌감과 골반 검사할 때 어려움이 있을 수 있다. 질 확장기를 정기적으로 사용하여 예방할 수 있다.

남성은 전립선암 등에서 높은 선량이 조사될 경우 발기부전이 나타날 수 있다. 방사선 조사 부위에 난소 혹은 고환이 포함되면 불임이 될 수 있다. 따라서 아기를 갖기 원한다면 방사선 치료 전에 가임력 보존에 대해서 의사와 상담하는 것이 필요하다.

치료 사례

직장암 환자의 수술 전 항암화학방사선요법 치료 과정

60세 남성 환자 A씨는 항문으로 피가 나오는 증상과 변을 볼 때 불편감으로 내원하여, 대장내시경, 조직검사, MRI, CT 등의 검사 시행 후 직장암 3기로 진단이 되었다. A씨는 고위험군이기 때문에 바로 수술을 하는 것보다 수술 전 항암화학방사선요법을 먼저 하는 것이 필요하다고 판단되었다.

방사선종양학과 의사는 A씨에게 방사선 치료의 필요성에 대해 상세하게 설명했다. 골반 부위에 방사선 치료를 할 계획이며, 치료 횟수는 25회로 평일에 하루에 한 번씩 치료하여 총 5주간 치료한다고 설명했다. 또한 방사선 치료 시 복통, 설사, 혈변, 방광염 등의 증상이 나타날 수 있다고 알려 주었다. 이어서 상담 간호사는 A씨에게 방사선 치료 과정, 부작용, 주의사항, 치료 중 반응의 관리에 대해 설명했다.

A씨는 설명을 듣고 방사선 치료에 대한 동의서를 작성했다. 상담 간호사는 다음 내원 시 모의 치료를 할 계획이라고 이야기하고, A씨에게 소변을 2시간 동안 참고 오라고 설명했다. 이는 치료 전 적정량의 소변이 채워진 방광은 장과 방광의 일부를 밀어내어 하복부 방사선 치료로 인한 부작용을 줄일 수 있기 때문이다. 또한 CT 촬영 시 조영제를 사용하기 때문에 4시간 금식이 필요하다

는 사실을 알려 주었다.

며칠 후 A씨는 모의 치료를 위해 내원했다. 환자는 치료계획용 CT 촬영을 위해 벨리 보드(Belly Board)라는 기구 위에 엎드린 자세를 취했다. 이때 A씨의 몸에 치료 기준선이 그려졌다. 이 선이 지워지지 않도록 주의해야 하며 치료 부위의 때밀이나 비누칠, 뜨거운 물 목욕을 해서는 안 된다는 설명을 들었다.

방사선종양학과 의사는 A씨의 치료계획용 CT를 이용해서 CT 한 장 한 장마다 치료 부위와 정상 장기를 표시하는 치료 타깃 설정을 했다. 이후 치료 부위와 정상 장기에 방사선이 어느 정도 들어가게 할지 컴퓨터 프로그램을 통해 계산하는 과정을 거쳤다. 방사선종양학과 의사는 치료 부위인 직장과 정상 장기인 방광, 소장, 대장에 적절한 선량이 들어가는 것을 확인했다. 이후 의학물리사는 컴퓨터로 수립된 치료계획대로 치료 장비에서 실제 방사선 조사가 되는지 확인했고, 방사선종양학과 의사는 이를 검토하여 최종적으로 치료계획을 승인했다.

A씨는 예정된 치료 시작일에 내원했다. 미리 설명을 들었던 대로 소변을 2시간 참고 왔으며, 직장에 가스나 변이 차지 않도록 변을 미리 보고 왔다. 방사선 치료 기계 위에서 모의 치료 시 취했던 자세와 동일하게 벨리 보드 위에 엎드린 자세를 취했다.

방사선 치료사는 A씨의 자세와 위치를 정확하게 맞추고 이를 CT를 통해서 확인하여 정확한 위치라고 판단될 때 치료를 시작했다. 치료 시간은 10분 내외로 방사선이 조사될 때 느껴지는 증상은 없었다.

A씨는 치료를 받으면서 1주일에 한 번씩 방사선종양학과 의사의 진찰을 받았다. 의사는 치료 중 A씨의 증상과 컨디션을 확인했다. 치료 1~2주까지는 아무 증상이 없었으나 그 이후에 가벼운 복통, 설사, 점액 변이 나오는 증상이 있었다. 이는 골반 방사선 치료 시 흔하게 나타날 수 있는 증상으로 의사는 증상 조절을 위해 약을 처방했다.

A씨는 약 복용 후에 증상이 호전되어 큰 문제 없이 25회의 방사선 치료를 끝마쳤다. 방사선 치료 종료 후 1~2주 동안은 복통,

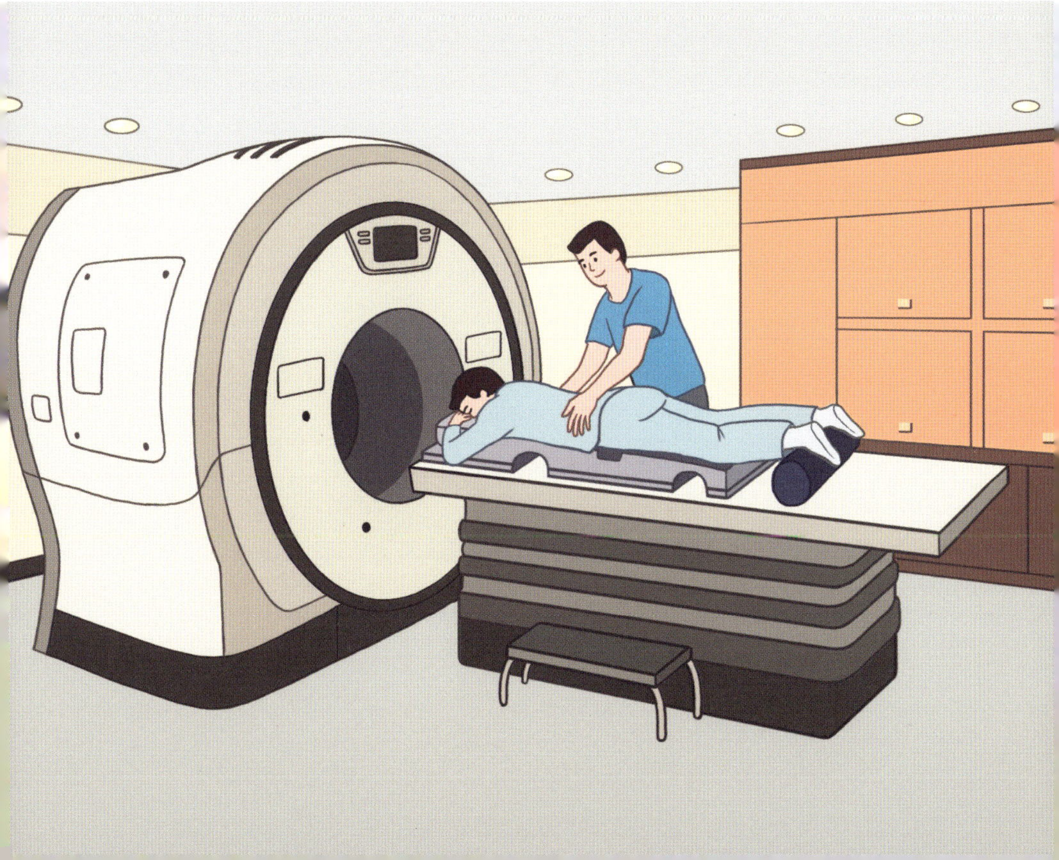

설사 증상이 약하게 있었으나 그 이후에는 증상이 사라졌다.

A씨는 치료 6주 후 골반 MRI, CT 등의 검사를 하고 방사선 종양학과 의사의 진찰을 받았다. 의사는 A씨에게 현재 불편한 증상 등이 없는지 질문했으며, 영상 검사 결과 종양이 잘 줄어들었기 때문에 수술을 진행하면 되겠다고 설명했다.

7

방사선 치료 환자의 영양관리

방사선 치료 환자의 영양관리

이정민 세브란스병원 영양팀 영양교육파트장

암은 환자의 대사에 영향을 미치기 때문에 균형 잡힌 영양 섭취는 치료를 위해 매우 중요하다. 특히 방사선 치료를 받는 동안 방사선 조사 부위와 용량, 치료 기간, 환자의 영양 상태, 수술 및 화학요법 병행 여부 등에 따라 다양한 부작용이 나타날 수 있다. 그러므로 치료 부작용을 완화하고 치료 효과를 높이기 위해서는 적절한 영양관리가 필요하다.

첫째, 적정 체중을 유지한다

방사선 치료 환자가 치료 부작용으로 인해 식사 섭취량이 줄어들

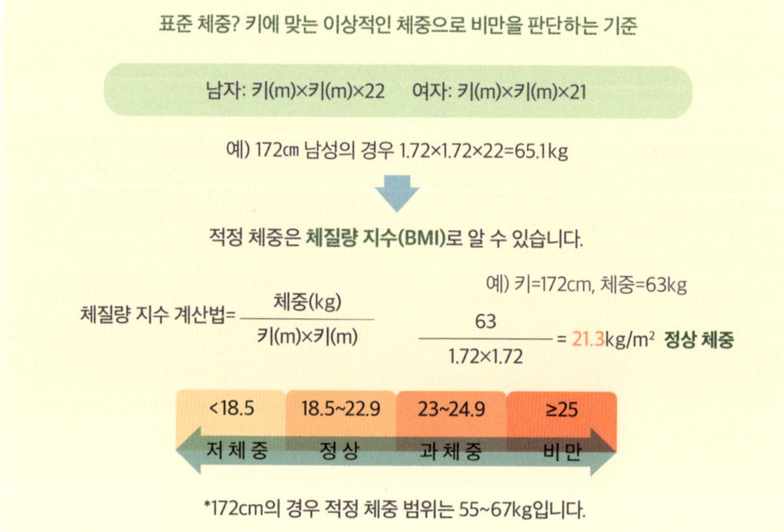

[그림 7-1] 표준 체중과 적정 체중

게 되면 체중이 감소하고 이는 영양 상태를 나쁘게 만들어 치료를 지연시킬 수 있다. 그러므로 체중을 유지하기 위해서 충분한 양을 섭취한다.

둘째, 균형 잡힌 식사를 한다

암 치료에서 적절한 영양관리란 인체가 요구하는 모든 영양소가 골고루 갖춰진 균형 잡힌 식사를 섭취하는 것이다. 이런 식사를

<표 7-1> 식품군별 주요 영양소 및 함유 식품

식품군	주요 영양소	주요 역할	식품의 예
곡류	탄수화물	에너지원	밥, 국수, 빵, 떡, 감자, 고구마 등
고기, 생선, 달걀, 콩류	단백질	체구성 성분	육류, 생선, 달걀, 두부, 콩, 해산물 등
채소류	비타민, 무기질, 섬유소	생리조절 작용	무, 배추, 당근, 호박, 해조류, 버섯류
과일류	비타민, 무기질, 섬유소	생리조절 작용	사과, 배, 딸기, 귤 등
우유, 유제품류	단백질, 칼슘	체구성 성분 칼슘 공급원	우유, 요플레, 치즈 등

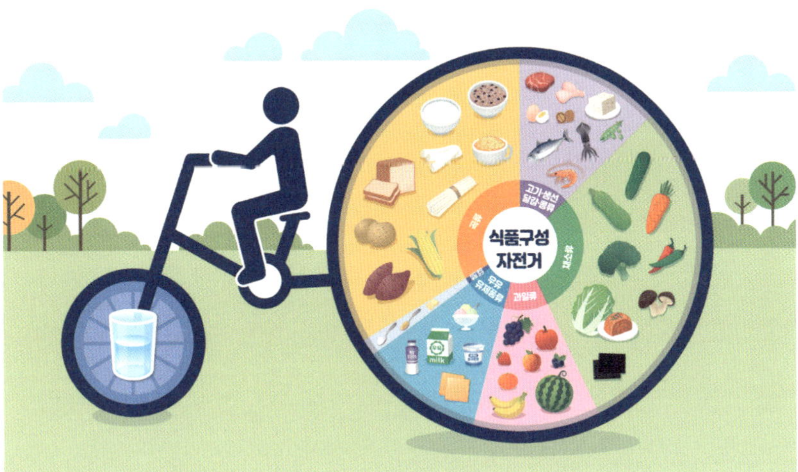

[그림 7-2] 식품구성자전거

매일 신선한 채소, 과일과 함께 고기·생선·달걀·콩류, 우유·유제품류 식품을 필요한 만큼 균형 있게 섭취하고, 충분한 물 섭취와 규칙적인 운동을 통해 건강체중을 유지할 수 있다는 것을 표현하고 있다.

식품구성자전거/자료 출처: 보건복지부·한국영양학회, 2020 한국인 영양소 섭취기준 활용, 2021

통해 좋은 영양 상태를 유지하는 것이 암과 싸울 수 있는 체력의 기반이 된다. 암을 치료하는 특별한 식품이나 영양소는 없다. 그러므로 열량, 단백질이 부족하지 않으면서 비타민, 무기질을 고루 갖춘 식사를 섭취하는 것이 무엇보다 중요하다. 〈표 7-1〉의 식품군에 있는 식품들을 매일 빠짐없이 적절한 양을 섭취하는 것이 균형 잡힌 식사의 방법이다.

방사선 치료 환자에게 필요한 식사는?

1. 평소 좋아하는 음식 위주로 준비하고 반찬은 골고루 섭취한다.
    - 반찬을 골고루 먹기 어렵다면 일품요리(한 그릇에 담아낸 음식) 형태로 먹는다.
2. 식사를 거르지 말고 식사량이 부족한 경우에는 간식으로 보충한다.
    - 부드러운 빵에 버터, 땅콩버터, 크림치즈, 잼 등을 바른다.
    - 감자, 고구마 등을 으깬 후 크림, 마요네즈를 섞어서 먹는다.
    - 옥수수는 버터에 볶아서 먹는다.
    - 우유 또는 두유에 미숫가루나 영양 보충 제품(분말형)을 섞어서 먹는다.
    - 과일을 우유, 영양 보충 제품(음료형), 아이스크림 등과 섞

어서 먹는다.

- 샐러드에는 드레싱을 충분히 넣어서 먹는다.
- 영양 보충 제품을 적극 활용한다(식사량이 부족한 경우 충분한 열량과 균형 잡힌 영양 섭취를 위해 영양 보충 제품을 섭취하면 도움이 된다. 136페이지 참조).

3. 양질의 단백질 섭취를 위해 고기, 생선, 달걀, 콩, 두부 등의 반찬을 매끼 섭취한다.

- 방사선 치료 중 적절한 양의 단백질 섭취는 방사선 치료로 인해 손상된 세포를 회복하고 근육량을 유지하는 데 도움이 된다.
- 고기(소고기, 돼지고기, 닭고기, 오리고기)는 종류에 상관없이 맛있게 먹을 수 있는 고기를 선택하고, 감염 예방을 위해 날음식(육회, 생선회 등)은 주의한다.
- 생선, 달걀, 콩, 두부 등도 조리법을 다양하게 해서 먹는다.

4. 채소찬은 매끼 섭취하며 과일류는 제철 과일을 섭취한다.

- 항암 효과가 있다는 특정 채소만 섭취하지 말고 제철 식품으로 다양하게 먹는 것이 좋다.
- 음식을 씹거나 삼키기 어렵다면 다지거나 갈아서 먹는다.

5. 우유 및 유제품은 하루 한 번 이상 섭취한다.

- 우유를 먹어서 불편한 증상이 있다면 두유, 요플레, 치즈 등을 활용한다.

6. 조리할 때는 식용유, 참기름, 들기름 등의 식물성기름을 적절히 사용하고 견과류(땅콩, 호두, 잣 등)를 섭취한다.
    - 체중 증가를 유발할 만큼의 과도한 섭취는 피해야 하지만, 식사 섭취량이 부족한 경우에는 열량 보충에 도움이 된다.
7. 양념과 조미료는 입맛에 맞게 사용한다.
    - 지나치게 짠 음식이나 매운 음식은 피해야 하지만, 환자의 기호에 맞게 적절히 간을 하여 식사량을 잘 유지한다.
8. 수분을 충분히 섭취한다.
    - 방사선 치료 중 적절한 수분 섭취는 부작용을 완화시키고 탈수를 예방해 주므로 하루 평균 8컵 이상의 물 섭취를 권장한다.

셋째, 방사선 치료 시 발생하는 부작용에 대처하는 식사 요령을 참고한다

방사선 치료는 치료받는 신체 부위, 방사선 조사량에 따라 여러 가지 부작용이 나타나므로 조사 부위에 따른 부작용 시의 식사 요령을 참고한다.

메스꺼움과 구토

가. 식사는 소량씩 여러 번 나누어 먹는다.

나. 공복 시 더 메스꺼울 수 있으므로 배고프기 전에 음식을 먹는다.

다. 위에 부담이 적은 식품을 이용한다.

라. 다음과 같은 음식은 피한다.

- 기름지거나 향이 강하고 뜨거운 음식
- 사탕, 쿠키, 케이크와 같이 매우 달고, 맵고, 짠 음식

마. 구토를 했을 때는 탈수에 주의한다.

- 구토 후 입안을 헹구고 30분 동안은 음료를 마시지 말고 이후에 사과주스, 육수, 얼음 조각 등을 조금씩 먹는다.

바. 치료 1-2시간 전에는 음식을 먹지 않는다.

메스꺼움이 심한 경우 억지로 먹거나 마시지 않도록 하며, 미리 메스꺼움과 구토 증상을 완화시키는 항구토제의 사용에 대해 의사 선생님과 상의한다.

입과 목의 통증

가. 씹고 삼키기 쉬운 음식을 선택한다.

- 죽, 푹 익힌 곡류, 다진 고기, 부드러운 생선, 달걀찜, 과

일/채소 간 것 등을 이용한다.

나. 소스, 국물, 수프 등을 이용해 부드럽게 먹는다.

다. 뜨거운 음식은 입과 목을 자극하므로 차갑거나 상온의 음식을 먹는다.

라. 토마토, 신 것 또는 짜고, 매운 음식은 피한다.

마. 빨대를 사용한다.

바. 음식을 먹은 후 입안을 깨끗이 헹구어 청결하게 유지한다.

구강건조증

가. 가까운 장소에 물을 두고 입이 마르지 않도록 물을 자주 마신다.

나. 음식을 촉촉하게 섭취한다.

- 육수, 수프, 국물, 소스 등을 이용한다.

다. 침 분비를 자극하는 음식을 섭취한다.

- 딱딱한 사탕을 빨거나 껌을 씹는다.
- 신맛 나는 식품 및 음료(레몬에이드, 과일주스, 레몬 맛 사탕 등)를 이용한다. 단, 입이 헐었거나 목이 아픈 경우에는 피한다.

라. 카페인이 함유된 식품(커피, 홍차, 콜라, 초콜릿 등)은 제한한다.

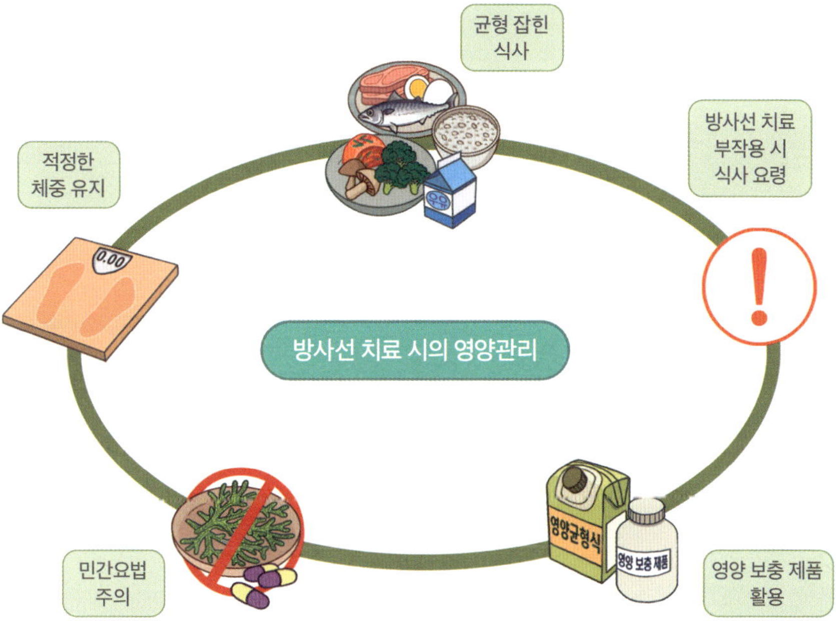
균형 잡힌 식사
방사선 치료 부작용 시 식사 요령
적정한 체중 유지
0.00
방사선 치료 시의 영양관리
민간요법 주의
영양균형식
영양 보충 제품
영양 보충 제품 활용

[그림 7-3] 방사선 치료 시의 영양관리

입맛의 변화

가. 레몬껍질, 감귤류, 식초, 초절임 등을 이용한다. 단, 입이 나 목이 헐었을 때에는 사용하지 않는다.

나. 음식이 너무 짜게 느껴지거나 쓰고 신맛이 강하면 설탕을 조금 사용한다.

다. 고기에서 쓴맛이나 금속성 맛이 나는 경우

- 고기는 과일 또는 과일주스에 재워서 요리하거나 양파, 마늘, 케첩, 레몬즙 등을 사용한다.

- 다른 단백질 식품(달걀, 두부, 콩, 유제품)으로 대체한다.
- 스테인리스 식기 대신 사기나 플라스틱 식기를 사용한다.
- 통조림 식품은 피한다.

후각의 변화

가. 조리할 필요가 없으면서 냄새가 없는 식품을 선택한다.

- 비스킷, 과일, 콘플레이크, 치즈 등

나. 음식을 차갑게 섭취한다.

식욕부진

가. 식사 시간에 얽매이지 말고 먹고 싶을 때, 먹을 수 있을 때 먹도록 한다.

나. 소량이라도 자주 먹도록 한다.

다. 적은 양이라도 열량이 많이 나는 식품을 활용한다.

- 찜이나 구이 대신 기름이 충분히 들어간 볶음, 전, 튀김을 활용
- 물 대신 우유나 두유에 미숫가루, 수프, 과일을 갈아서 섭취
- 빵에 버터나 잼 바르기

라. 평소 좋아하던 음식을 먹거나, 음식 형태에 변화를 주어 메뉴를 다양하게 한다.

마. 식사 섭취가 힘들 경우 영양 보충 제품을 활용한다.

바. 가벼운 산책 등 규칙적인 운동은 식욕 증진에 도움이 된다.

설사

가. 음식은 소량씩 자주 먹는다.

나. 수분 보충을 위해 맑은 음료를 충분히 마신다.

- 맑은 주스, 이온 음료, 묽은 미음(수프), 보리차 등

다. 염분과 칼륨이 많이 들어 있는 식품을 먹는다.

- 육수, 이온 음료, 바나나, 과일주스, 으깬 감자 등

라. 피해야 할 음식

- 가스 발생 식품(양배추, 브로콜리, 콩, 탄산음료 등)
- 우유 및 유제품
- 기름진 음식
- 커피, 초콜릿 등과 같은 카페인 함유 음료와 식품

갑자기 설사를 할 때는 음식 섭취를 중단하고 맑은 미음이나 보리차 등을 마셔 탈수를 예방한다.

변비

가. 수분을 충분히 섭취한다.

나. 식이섬유가 많은 곡류, 채소, 과일 등을 충분히 섭취한다.

다. 아침에 일어나서 차가운 물을 먹어 장운동을 자극한다.
라. 규칙적인 식사를 권장하며, 음식 섭취량이 줄어들지 않도록 한다.
마. 가능한 범위에서 신체 움직임을 늘린다.

복부 팽만감

가. 가스 발생 식품(양배추, 브로콜리, 콩 등)의 섭취를 주의한다.
나. 탄산음료, 탄산수 등의 음료는 피한다.
다. 먹거나 마실 때 과도한 공기를 삼키지 않도록 빨대 사용을 제한한다.
라. 식이섬유가 적은 식품을 고른다.

넷째, 영양 보충 제품을 적절히 활용한다

방사선 치료로 인해 음식 섭취가 어렵거나 평소보다 더 많은 영양소가 필요할 경우 식사 대용으로, 또는 식사의 일부를 대신할 수 있도록 영양 보충 제품을 활용한다.

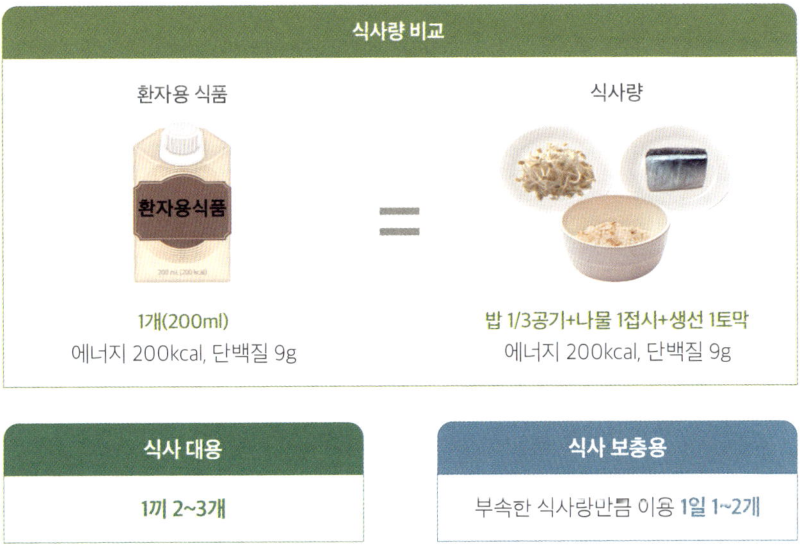
식사량 비교
환자용 식품
환자용식품
식사량
1개(200ml)
에너지 200kcal, 단백질 9g
밥 1/3공기+나물 1접시+생선 1토막
에너지 200kcal, 단백질 9g
식사 대용
1끼 2~3개
식사 보충용
부속한 식사량만큼 이용 1일 1~2개

[그림 7-4] 영양 보충 제품과 식사량의 비교

영양 보충 제품 활용 빙법

- 액상형 제품은 그대로 섭취하거나 과일, 고구마, 단호박 등을 함께 갈아서 먹는다.
- 분말형 제품은 우유, 두유, 셰이크 등에 섞거나 각종 요리(반죽, 수프, 국, 드레싱 등)에 재료로 넣어서 먹는다.

<표 7-2> 영양 보충 제품의 종류

환자용 균형 영양식: 균형 잡힌 영양 조성을 가진 제품				
	제조사		제품명	용량(열량)
액상형	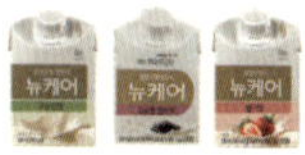	대상	뉴케어 (구수한 맛, 검은깨, 딸기 맛, 단호박 맛, 바나나 맛)	200ml (200kcal)
	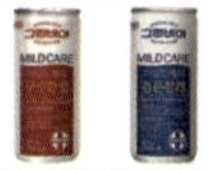	정식품	그린비아 마일드케어 (구수한 맛, 검은 참깨 맛, 오트 맛)	
	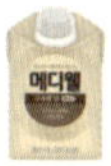	엠디웰	메디웰(구수한 맛)	
	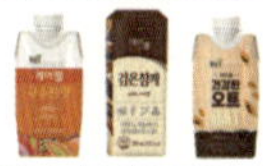	한국엔테랄푸드	케어웰(구수한 맛, 검은 참깨 맛, 오트 맛)	
	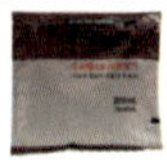	영진약품	하모닐란(커피 맛)	
	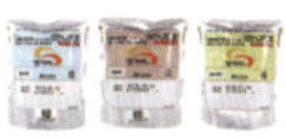	중외제약	엔커버(밀크 맛, 커피 맛, 옥수수 맛)	
	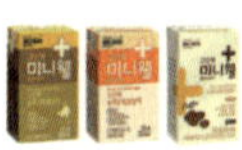	메디칼푸드	미니웰(바나나 맛, 고구마 맛, 커피 맛)	150ml (200kcal)
분말형	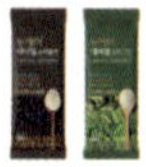	대상	뉴케어 데이밀	35g (150kcal)
	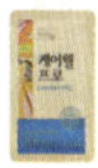	한국엔테랄푸드	케어웰	47g (200kcal)
	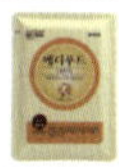	메디칼푸드	메디푸드 스탠다드	49g (200kcal)
젤리형	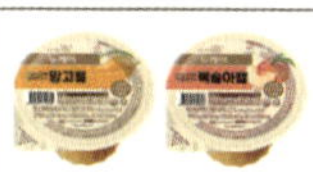	대상	뉴케어 망고젤, 복숭아젤	100g (75kcal)
	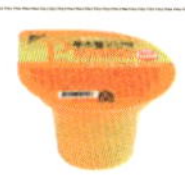	메디칼푸드	메디푸드 무스웰	

고단백 제품: 단백질 섭취가 부족한 경우, 수술/외상/면역기능 저하 등 단백질이 많이 필요한 경우

제조사			제품명	용량(열량)
액상형	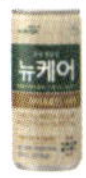	대상	뉴케어 하이프로틴	200ml (200kcal, 단백질 13g)
	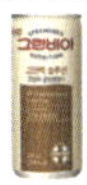	정식품	그린비아 고단백 솔루션	
	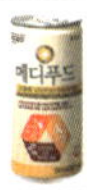	메디칼푸드	메디푸드 고단백 VHP	

당뇨 환자용 식품: 당뇨 환자에서 균형된 식사 대용 또는 간식이 필요한 경우

제조사			제품명	용량(열량)
액상형	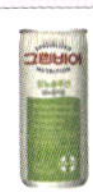	정식품	그린비아 당뇨 솔루션	200ml (200kcal)
	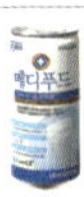	메디칼푸드	메디푸드 당뇨식 글루트롤	
	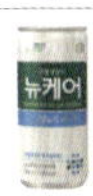	대상	뉴케어 당뇨식 DM	
	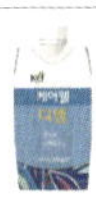	한국엔테랄푸드	케어웰 디엠	
	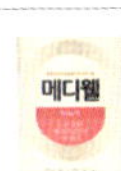	엠디웰	메디웰 당뇨식	

* 구입처

- 병원 안: 본관 2층 의료기기 매장, 암병원 4층 헬스케어점, 병원 안의 편의점
- 병원 밖: 인터넷/전화 주문, 의료기기 매장, 약국

민간요법, 건강보조식품의 선택에는 주의가 필요하다

- 암에 효과가 있다고 알려진 여러 가지 식품이나 건강보조식품은 아직 안전성이나 효과가 과학적으로 입증된 근거가 없으므로 주의해야 한다.
- 우리 몸에 필요한 영양소는 다양한 식품과 음식을 통해 섭취하는 것이 권장된다.

8

방사선 치료 환자의 운동

방사선 치료 환자의 운동

전용관 연세대학교 교육과학대학 스포츠응용산업학과 교수

운동은 암 환자에게 어떤 영향을 줄까?

운동과 신체활동(이후 '운동'으로 표기)이 방사선 치료 환자에게 어떤 유익을 줄까. 먼저 운동이 암 환자에게 미치는 전반적인 효과에 대해 알아보자.

첫째, 운동은 암 발병을 예방하는 효과가 있다. 대장암, 유방암, 자궁내막암, 신장암, 방광암, 식도암, 위암, 폐암의 예방 효과를 확실히 보여 주는 연구들이 있다. 또한 아직 충분하지는 않지만, 혈액암, 두경부암, 난소암, 전립선암 역시 예방의 효과가 일부 있다고 알려져 있다. 운동의 암 예방 효과는 암종별로 약간씩 차이가

있지만, 대부분 10~20%의 예방 효과가 있는 것으로 보고된다.

둘째, 운동은 암 재발을 예방하는 효과가 있다. 특히, 대장암, 전립선암, 유방암의 경우 주당 3~6시간 걷기 정도의 운동만으로도 암의 재발을 약 50%까지 낮춘다고 보고되고 있다. 과체중 혹은 비만인 경우에는 운동을 통한 체지방 감량이 함께 이루어질 때 (근육량은 유지하며) 그 효과가 더욱 크다.

셋째, 운동은 수술, 항암 치료, 방사선 치료 그리고 호르몬 치료로 인해 생기는 부작용을 예방하고 완화하는 효과가 있다.

필자는 최근 연세암병원과 공동으로 진행한 연구에서 수술 후 운동이 대장암 환자의 입원 기간을 단축시키며, 환자의 회복을 촉진한다는 것을 확인하였다. 그리고 유방암센터와 공동으로 진행한 연구에서는 수술 후 운동이 상지 기능 장애를 예방할 뿐만 아니라, 오히려 수술 후 6개월 시점에 수술 전 어깨 기능의 150%까지 향상되는 것을 확인하였다. 또한 운동은 암 치료로 인해 발생하는 심장 기능 저하, 근육량 저하, 지방량 증가의 문제를 해결할 뿐 아니라, 호르몬 치료로 인해서 생길 수 있는 근육과 관절통을 완화하는 효과가 있다.

넷째, 운동은 암 환자의 체력과 신체 기능을 증진시킨다. 한 예로, 30대 유방암 환자가 수술과 방사선 치료 그리고 항암 치료까지 마치게 되면 심폐 체력 나이가 50대가 된다. 하지만 항암 치료와 방사선 치료 중 운동을 병행할 경우 심폐 체력이 전혀 감소하지 않는다는 연구 결과가 있다. 뿐만 아니라 대장암 수술을 받고 입원해 있는 동안 대부분의 환자가 근육량이 감소하고 신체 기능이 약화되지만, 침상에서 할 수 있는 간단한 운동을 하루 두 번 수행하면 근육량이 감소하지 않고 오히려 하지 근력이 수술 전보다 향상되는 것도 종종 확인되고 있다.

다섯째, 운동은 암 환자가 더 빨리 일상생활로 복귀할 수 있게 하고, 더 나아가 삶의 질을 향상시키는 데 도움이 된다.

방사선 치료를 받는 환자에게 왜 운동이 좋을까?

방사선 치료를 받는 환자가 운동을 하면 어떤 점이 좋을까?

첫째, 방사선 치료를 받는 시기는 대부분 수술 직전 혹은 수술을 받고 얼마 되지 않은 시기이다. 이때 대부분의 환자들은 운동을 꺼리고 주로 좌식생활을 하게 되어 체력이 급격하게 감소한다. 따라서 수술 전후 방사선 치료 시 운동은 암 환자에게 발생할 수 있는 체력 저하와 신체 기능 감소를 예방할 수 있다. 환자나 의료진이 "암 치료를 받으면서 운동을 할 수 있을까?" 하고 걱정할 수도 있다. 그런데 운동의 강도와 종류, 시간은 얼마든지 환자의 상태에 맞추어 진행할 수 있다. 실제로 수술 후 하루가 안 된 환자여도 누워서 다리에 힘을 주는 등척성 운동이나 상체를 스트레칭하는 운동은 얼마든지 할 수 있다.

둘째, 운동은 방사선 치료를 받는 환자에게 가장 흔히 나타나는 부작용인 '피로'를 개선할 수 있다. 방사선 치료를 받는 환자들의 상당수가 극도의 피로를 느끼고, 그래서 많이 누워 있게 되고 운동을 하지 않는다. 이렇게 되면 피로와 운동량 저하가 악순환되어 신체 기능이 급격하게 감소하고 평상시 수행에 문제가 없었던 일상생활조차 힘들어질 수 있다. 하지만 힘이 들어도 신나는 음악을 들으며 땀이 날 정도로(꼭 시간이 길 필요는 없음) 10분 정도만 몸을 움직여도 피로가 개선되고, 기분이 훨씬 나아진다.

셋째, 운동과 적절한 스트레칭은 방사선 치료로 인해 발생하는 '피부 당김'과 이로 인해 생길 수 있는 몸의 정렬의 틀어짐을 방지할 수 있다. 예를 들어, 유방암 환자의 경우 방사선 치료를 받은 팔을 잘 사용하지 않게 되고, 이는 관절 가동 범위 감소 그리고 근력 손실로 이어진다. 게다가 상완골 머리(Head of Humerus)와 견갑골(Scapula)이 앞으로 쏠리고, 가슴 근육이 짧아지고, 저절로 허리가 틀어지게 된다. 이런 몸의 변화는 어깨충돌증후군을 유발하고 더 나아가 요통까지 유발하게 된다. 하지만, 방사선 치료 중에도 어깨와 가슴 부위에 근육과 피부를 늘려 주는 스트레칭, 견갑골끼리 서로 맞닿도록 능형근(Rhomboid)을 수축해 주는 운동([그림 8-1]), 그리고 코어 운동을 함께 하면 어깨충돌증후군, 몸의 정렬이 틀어지는 것과 요통을 예방할 수 있다.

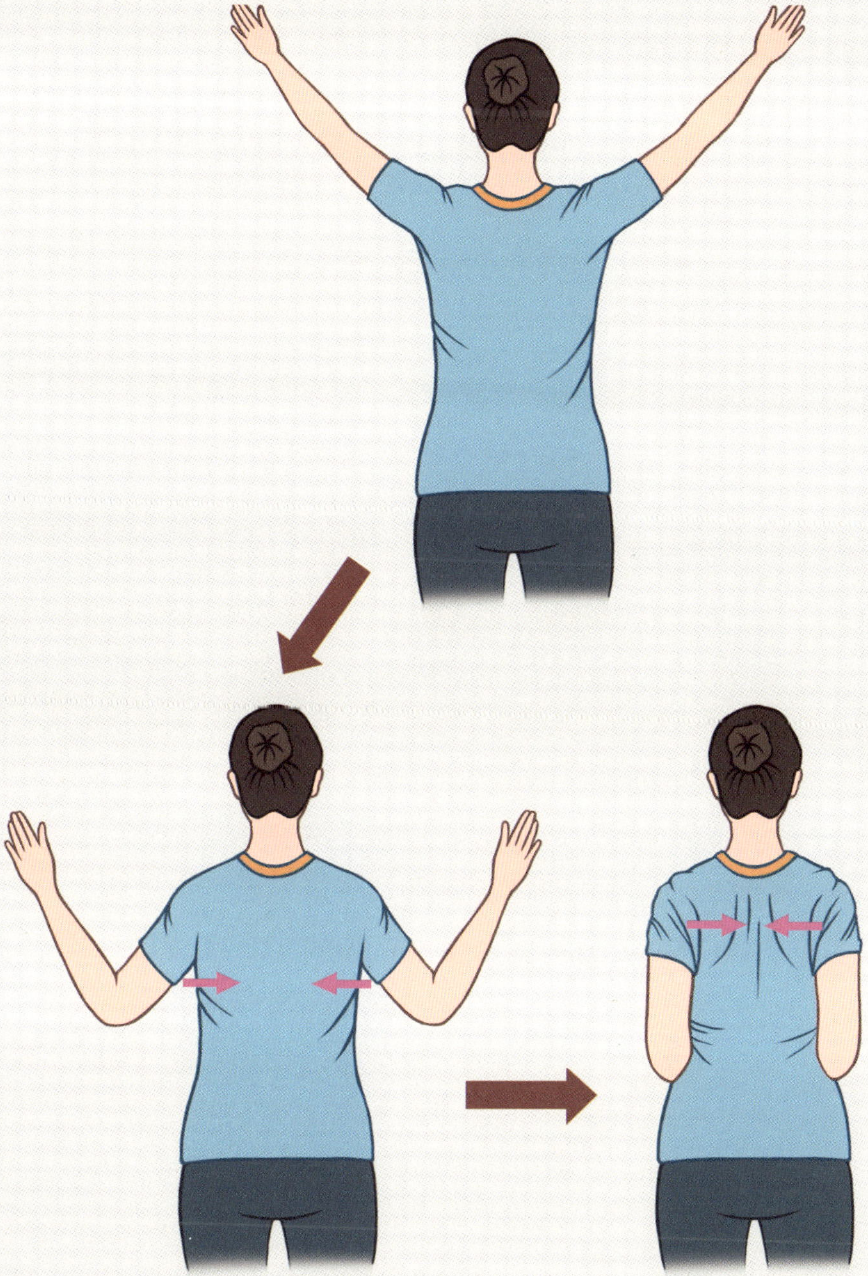

[그림 8-1] 능형근(Rhomboid) 수축 운동

방사선 치료 환자의 운동법

방사선 치료 환자는 어떤 운동을, 어느 정도의 강도로, 얼마나 자주 해야 할까?

운동은 크게 보아 유산소 운동, 근력 운동, 스트레칭으로 나눌 수 있다. 방사선 치료를 받는 암 환자는 이 세 가지 운동을 모두 하는 것이 좋다.

유산소 운동

유산소 운동은 자신의 체력에 맞게 하는 것이 중요하다. 흔히 환자와 비환자 모두 가장 많이 하고, 가장 안전한 운동은 걷기이다. 걷기 운동을 하기 전에는 반드시 종아리와 허벅지 앞쪽 스트레칭을 해 주는 것이 좋다([그림 8-2]). 한 번 걸을 때는 20분 이상 걷는 것이 좋지만, 체력 수준을 고려하여 10분씩 두 번 나누어 걸어도 괜찮다. 물론 10분씩 3번, 총 30분을 걸어도 좋고 30분을 한 번에 걸어도 좋다. 다만, 운동을 하고 나서 몸이 너무 힘들면 다시 운동하고 싶은 마음이 들지 않을 수도 있으니, 1회 운동 시 지나치게 오래 하는 것은 좋지 않다. 특히 방사선 치료 중이라면 힘든 운동을 1시간 이상 하는 것은 좋지 않다. 운동으로 등산을 할 때는 1시간 이상 소요될 수 있는데, 이런 경우 중간에 휴식을 취하면서 할 것을 권하지만, 그렇다고 해도 방사선 치료 중 너무 장시간 운

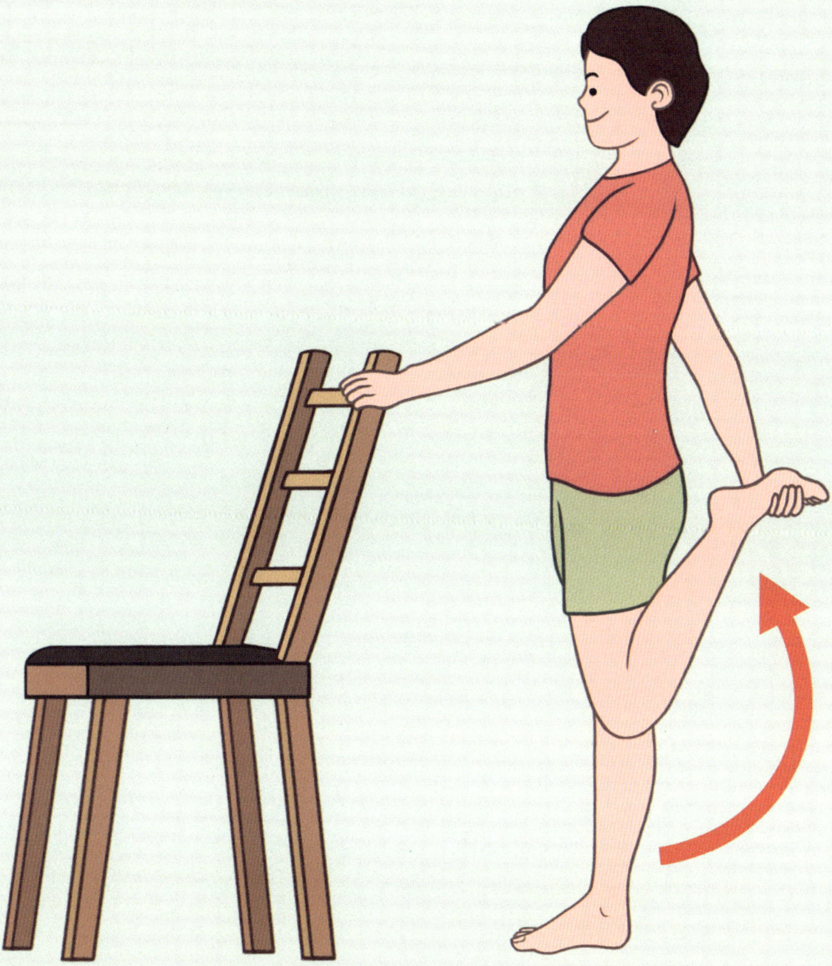

[그림 8-2] 종아리와 허벅지 앞쪽 스트레칭 운동

동을 하는 것은 권하지 않는다.

필자가 수행한 연구에 참여한 대상자 중에서 방사선 치료를 받는 직장암 환자가 테니스를 치는 경우를 보았다. 이 환자는 테니스 시합보다는 혼자서 벽에 공을 튀기는 운동을 하였고, 운동 후 땀이 나며 활력을 되찾는 모습을 보였다. 이렇듯 운동의 종류와 시간을 자신의 선호도와 체력 상태, 주변 환경에 맞게 조절하는 것이 중요하다. 과유불급이라고 아무리 좋은 운동도 지나치게 많이 하면 몸에 약이 아니라 독이 될 수도 있다. 따라서 치료 중에는 무리가 되는 운동이나 많은 운동량은 피하고, 조금 쉬운 운동을 힘들지 않게 수행하는 것이 좋다.

근력 운동

방사선 치료를 받는 환자에게 근력 운동은 얼마나 중요할까? '근력 운동'이란 단어를 떠올리면, 헬스클럽에 가서 무거운 중량을 드는 것을 생각하는 사람들이 많다. 하지만 근력 운동은 헬스클럽에 가지 않고서도 자신의 체중을 이용해서 얼마든지 할 수 있다. 이런 운동들이 최근 홈트레이닝의 형태로 많이 소개되고 있다.

필자는 2011년부터 연세암병원 암 환자들을 대상으로 자신의 체중을 이용한 근력 운동 8가지를 소개하여 매일 꾸준히 운동을 하게 하고 있으며, 그 효과를 상당수의 임상 연구를 통해 검증하였다([그림 8-3]).

스스로 건강을 지키는 다니엘 8가지 운동(기본)

아래의 동작을 체력에 따라 매일 10초 또는 10~15회, 1~2세트씩 해 본다.

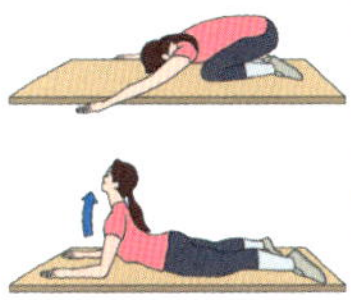

1. 엎드려 기도 자세/엎드려 하늘 보기

- 무릎을 꿇고 이마를 바닥에 대고 엎드린 후, 등을 편 상태에서 두 팔을 앞쪽으로 뻗어(팔꿈치가 굽혀지지 않도록) 10초간 자세를 유지한다.
- 바닥을 보고 엎드린 상태에서 팔꿈치를 바닥에 대고 상체를 일으켜 세운 상태에서 10초간 유지한다. 골반이 바닥에 닿아 있도록 한다.

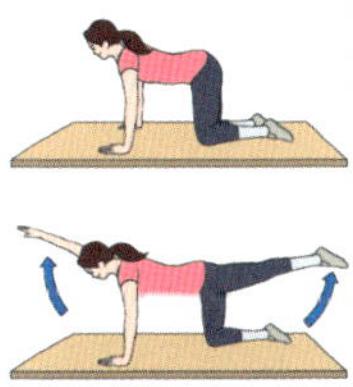

2. 균형 잡기

- 바닥에 손과 무릎을 대고 엎드린 자세에서 머리부터 엉덩이까지 일직선이 되도록 자세를 취한다.
- 아랫배에 힘을 주어 자세를 유지하며 한쪽 다리와 반대쪽 팔을 들고 10초간 자세를 유지한다.
- 반대쪽 다리와 팔도 동일하게 수행한다.

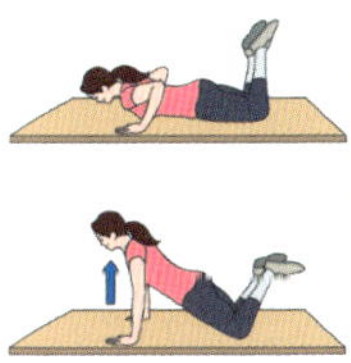

3. 팔굽혀펴기

- 바닥에 엎드린다.
- 양 손바닥은 가슴 옆쪽에 두고 두 다리는 접는다.
- 손바닥으로 바닥을 밀면서 어깨와 골반이 일직선이 되도록 팔꿈치를 펴 준다.
- 10회 수행한다.

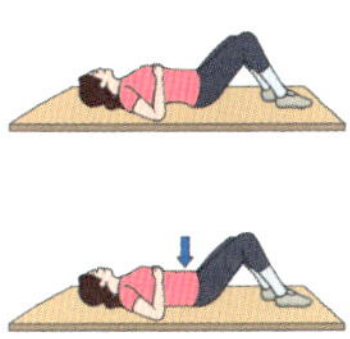

4. 골반 기울이기

- 하늘을 보고 누운 상태에서 양 무릎은 90도로 세운다.
- 허리를 바닥 쪽을 향해 아래로 눌러 주면서, 허리 아랫부분에 공간이 생기지 않도록 아랫배에 10초간 힘을 준다.
- 운동이 이해가 안 되는 분은, 지인의 손바닥 혹은 수건을 허리 밑에 넣고 눌러 보도록 한다.

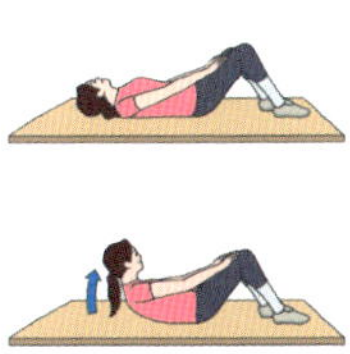

5. 상체 들어 올리기

- 하늘을 보고 누운 상태에서 양 무릎은 90도로 세운다.
- 4번 자세(골반 기울이기)를 유지하며 손바닥을 허벅지 위에 올려놓고 손끝이 무릎까지 올라올 수 있도록 상체를 들어 올린다.
- 4번 자세를 유지하며 천천히 내려온다.
- 10회 반복한다.

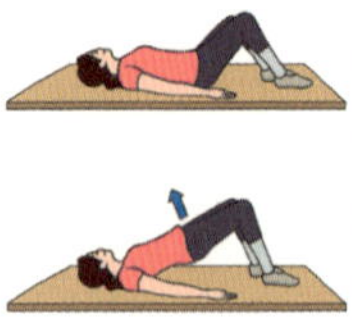

6. 브리지

- 하늘을 보고 누운 상태에서 양 무릎은 90도로 세운다(90도 이상이 되어도 괜찮음).
- 팔을 펴서 지면을 지지하면서 무릎과 골반, 어깨가 일직선이 되도록 엉덩이를 들어 올린다.
- 10초간 자세를 유지하거나, 엉덩이가 바닥에 닿을 듯 말 듯 내려왔다 올라가기를 10회 반복한다.

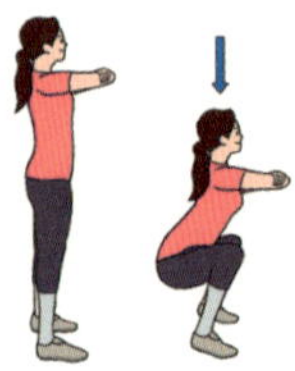

7. 스쿼트

- 서 있는 상태에서 양팔은 자연스럽게 가슴 앞에서 포갠다.
- 허리를 숙이지 않게 주의하며 허벅지가 종아리에 살짝 닿도록 앉는다(재래식 화장실 자세).
- 발바닥에 힘을 주면서 일어선다.
- 앉았다 일어서기를 10회 반복한다.

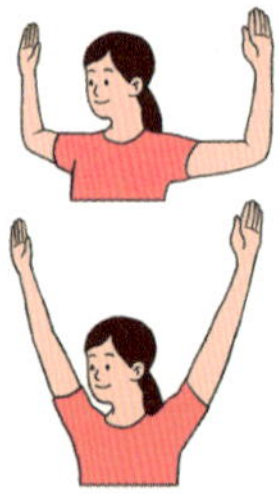

8. 벽에 기대어 숄더 프레스

- 벽을 등지고 발은 반보 앞으로 나와 선 상태에서 엉덩이와 어깨를 벽에 붙여 준다.
- 양팔은 90도로 구부린 상태에서 어깨와 팔꿈치 높이가 같도록 둔다.
- 팔꿈치와 손등이 벽에서 떨어지지 않도록 팔을 올렸다 내리는 것을 10회 반복한다.

위 1~8번 운동을 하루 1~2세트 실시하면 어깨, 허리, 무릎관절 강화에 도움을 준다. 체중 감량을 원하는 경우 위 운동을 하루 3세트 이상, 하루 1만 보 걷기와 식사량 조절을 병행하면 좋다.

[그림 8-3] 자신의 체중을 이용한 근력 운동

여기에서 제시하는 근력 운동의 효과를 간략하게 정리하면, 상지, 허리, 하지 근력과 함께 정렬을 개선시킨다. 실제로 12주의 연구 기간에 운동 중재에 참여한 대상자 중에서 키가 커진 환자들을 종종 보게 되는데, 그 이유는 어깨(Thoracic Kyphosis)와 골반이 구부정하게(Lumbar hyperlordosis) 굽어진 증상이 근력 운동을 통해 개선되었기 때문이다.

근력 증진은 신체 기능 개선으로 이어지며, 더 나아가 일상생활 복귀가 빨라지게 된다. 이보다 더 놀라운 결과는 배변과 배뇨 문제로 고생하는 환자의 증상이 상당히 개선되었다는 점이다. 그렇다면 이런 근력 운동을 얼마나 자주 그리고 얼마큼 해야 할까? [그림 8-3]에 나오는 운동은 유튜브에 "운동이 이긴다" 채널을 검색하면 영상으로 편집, 제공되고 있다. 영상 속 8가지 운동을 10회 반복하는 데는 5분 30초밖에 걸리지 않는다. 이 운동을 하루 1회 혹은 2회만 해도 환자 스스로 몸의 변화를 느끼게 된다. 단, 아직 어깨에 장애가 있는 유방암 환자는 팔굽혀펴기와 같은 동작은 벽에서 팔굽혀펴기 동작과 같이 관절 혹은 가슴 수술 부위에 무리가 가지 않는 동작으로 대체해야 한다.

스트레칭

스트레칭은 특히 피부 당김으로 몸이 틀어지는 것을 예방하는 데 중요한 운동이다. 두경부암 환자의 경우 방사선 치료를 받은 목 부위가 뻣뻣해지는데, 이때 목 부위를 적절하게 스트레칭해주지 않으면 근육이 짧아져 목 관절 정렬이 틀어질 수 있다. 또한 유방암으로 인해 가슴 부위에 방사선 치료를 받거나 복부 골반 쪽에 방사선 치료를 받는 경우 상지 혹은 하지 림프부종이 생길 수 있다. 운동이 이와 같은 상하지 림프부종을 개선한다는 연구는 아직 부족하지만, 상하지 림프부종 환자가 적절한 운동을 할 때 림프부종을 악화시키지는 않는다는 연구 결과는 많다. 특히, 림프부종이 있다고 하더라도 스트레칭은 꼭 하는 것이 좋다. 스트레칭은 하루 최소 2~3회 하는 것이 바람직하다.

유산소 운동, 근력 운동, 스트레칭 운동은 매일 하는 것이 좋다. 유산소 운동과 근력 운동을 수행한 다음 날 근육이 아플 정도로 높은 강도로 했다면, 격일로 운동을 하는 것이 좋다(주 3회). 하지만 운동을 쉬는 날도 스트레칭은 반드시 하는 것이 좋다. 그리고 몸에 무리가 가지 않으면 매일 운동을 하는 것이 운동의 효과를 극대화하는 데 좋다. 그렇다고 하더라도 방사선 치료 중에는 주중에 하루, 또 주말에 하루는 스트레칭을 제외한 운동을 쉬면서 몸에 완전한 휴식을 주는 것 역시 바람직하다.

9

방사선 치료 환자의 건강검진

방사선 치료 환자의 건강검진

박지수 연세암병원 암예방센터 교수

"방사선 치료 중인데, 어떤 검진을 받아야 할까요?"

이렇게 묻는 환자와 그 가족들에게 필요한 건강검진 이야기를 해 보자.

60대 남성 A씨는 폐암을 진단받고 항암 방사선 치료를 시작하였다. 항암제와 방사선 치료의 부작용으로 울렁거림과 소화 불편감이 있을 수 있다는 설명을 듣고 항구토제도 처방받았으나 계속해서 입맛이 없고 속쓰림도 있었다. 그러다가 친구 B씨가 속쓰림 증상이 느껴져 위내시경 검사를 하였는데 위암 진단을 받았다는 이야기를 전해 들었다. 덜컥 겁이 났다. 마침 국민건강보험공단에서 암 검진을 받으라는 우편물이 도착했는데, 당장 암 검진을 받는 것이 좋을까?

한 사람이 두 가지 이상의 암을 진단받는 경우도 적지 않으므로 여러 암의 가능성을 고려할 필요가 있다. 그런데 암을 치료하는 의사들은 보통 방사선 치료 중에 별도의 검진을 권하지 않는다. 치료 중인 병원에서 정기적으로 암의 치료 정도를 평가하는 검사, 치료의 후유증이나 합병증에 관련된 검사를 하고, 환자들이 호소하는 증상이 있다면 그 증상의 원인을 알아내기 위한 검사를 하게 되기 때문이다. 즉, A씨의 경우 무작정 암 검진을 받기보다는, 먼저 암을 치료하는 주치의와 증상에 대해 상담을 해 볼 것을 권한다. 아마도 주치의는 증상의 양상이나 강도, 이전 암 검진 시점을 확인하고 적절한 치료나 검사를 처방할 것이다.

방사선 치료는 보통 길어도 2개월 정도면 종료되는데, 치료 중에는 방사선 치료를 받는 부위에 따라 점막과 피부의 염증반응, 조직의 섬유화, 골수기능 저하로 인한 빈혈, 백혈구 감소증이 나타날 수 있다.

병원에서 정기적으로 처방하는 검사를 잘 받되, 이전에 비해 악화되는 통증, 발열, 호흡곤란, 식욕감소, 혈뇨, 혈변 등 이상 증상이 있을 때는 꼭 주치의에게 이야기해야 한다. 고혈압, 당뇨병, 고콜레스테롤혈증, 갑상선 기능 항진 및 저하증 등 기존에 앓고 있던 병이 있으면 치료를 유지하되, 방사선 치료 중에는 약제 반

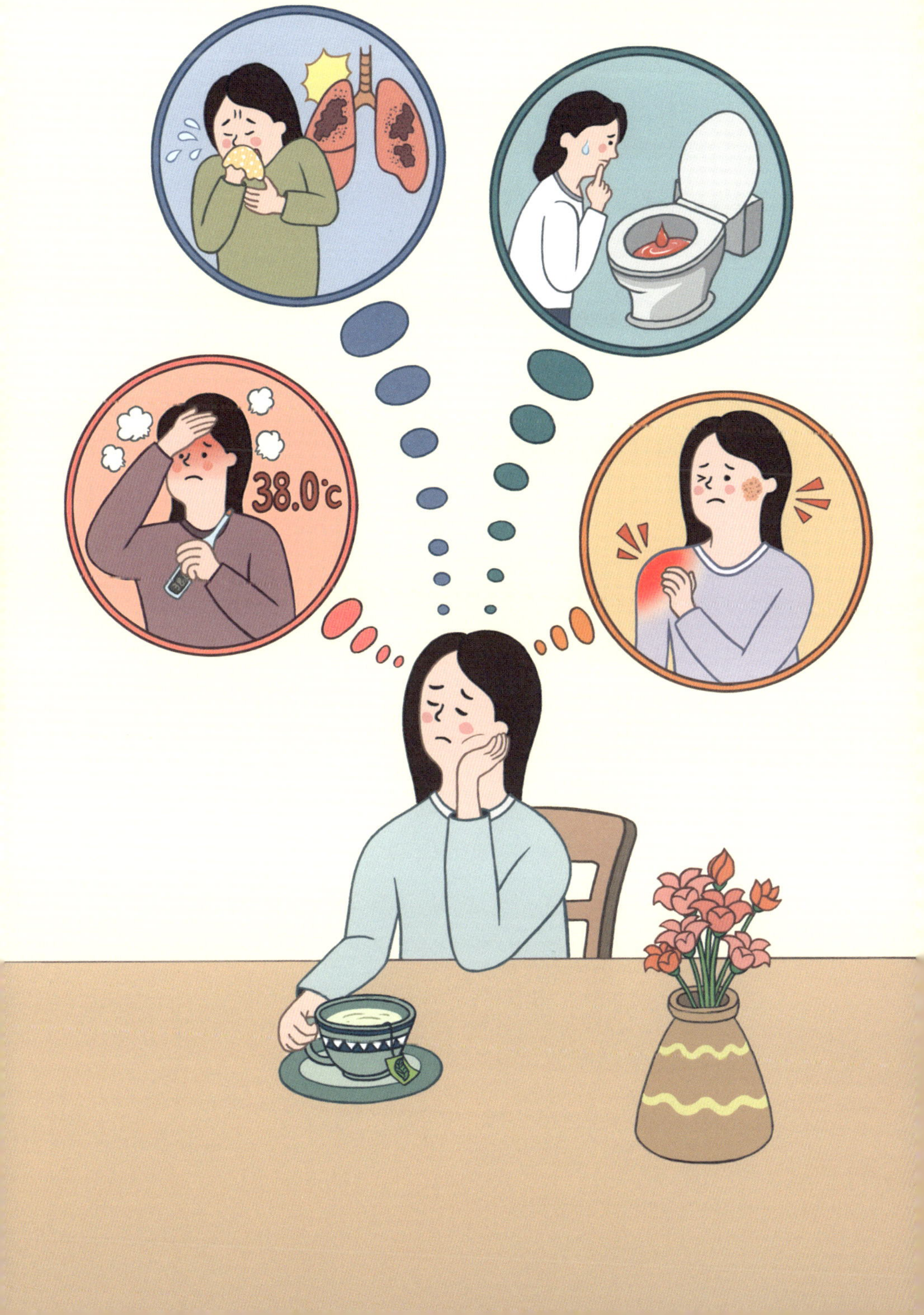
38.0℃

응이 달라질 수 있으므로 이전에 비해 잘 조절되지 않는 것이 있다면 원래 주치의뿐 아니라 암 주치의와도 상의가 필요하다.

급성 부작용들은 대개 치료가 끝나고 3개월 정도 지나면 어느 정도 회복되지만, 오래 지속되거나 치료가 끝난 후에 발생하는 부작용도 있다. 후기 부작용으로 비교적 자주 발생하는 증상에는 두경부암 환자에게 나타나는 구강건조증, 삼킴장애, 폐암 환자의 기침이나 호흡곤란, 수술과 방사선 치료를 함께 했을 때 직장암 환자가 보이는 혈변이나 배변장애, 유방암이나 부인암 환자에게서 나타나는 림프부종 등이 있다.

치료 중에 발생했던 증상이 점점 나아지거나 비슷한 정도라면 대개 후기 부작용인 경우가 많지만, 없던 증상이 생겼거나 악화되었다면 암의 재발이나 다른 중대한 문제가 발생했을 수도 있으므로 암 주치의에게 꼭 알려야 한다. 특히 요즘은 치료 성적이 향상되어 암 치료 후 생존 기간이 길어지면서, 5년 이후에 만기 재발이 발견되는 경우도 드물지 않다.

시간이 어느 정도 경과했고 불편한 점이 없다고 하더라도 주치의와 상의하여 원발암에 대한 정기적인 검사는 받는 것이 좋다. 이러한 검사는 '감시(Surveillance)' 또는 '원발암 검사'라고 표현한다. 5년 이전의 재발에 대한 검사는 어느 정도 표준화가 되어 있으나, 만기 재발에 대해서는 아직 데이터가 부족하여 병원에 따라 검사 프로그램이 다를 수도 있다.

"방사선 치료를 받으면 나중에 암이 더 생긴다던데, 사실인가요?"

고전적인 방사선 치료에서 전자기파 방사선(엑스선이나 감마선 등)은 인체의 조직과 반응하여 높은 에너지를 만들어 내고, 이 에너지가 인체 내에 흡수되는 과정에서 정상 조직에 손상을 주는 부작용이 있다. 이러한 과정에서 발생한 DNA 손상은 특히 방사선을 많이 받게 되는 부위에서 암의 발생 위험을 높이는 것으로 알려졌으며, 근육이나 뼈에서 기원하는 육종(Sarcoma), 갑상선암이나 유방암의 위험 요인이기도 하다.

그런데 기술의 발전에 따라 3차원 입체조형 치료, 세기조절 방사선 치료 등 더욱 세밀하게 암을 공격하는 치료 기법이 개발되면서 정상 조직에 미치는 영향이 감소하였으나, 양성자(Proton), 광자(Photon)를 이용한 치료에서 방사선 치료에 관련된 이차암의 예측 위험도는 15년간 0.5%에 불과한 수준이다. 또한 최근 일본의 전립선암 코호트 연구에 의하면, 중입자(Carbon Ion)를 이용한 방사선 치료 후의 이차암 발생 위험도는 광자 치료나 수술 후의 이차암 위험도보다도 오히려 낮은 것으로 보고되었다. 따라서 현재 환자가 받고 있는 방사선 치료로 이차암이 발생할 가능성은 매우 낮다.

다만 가족성 망막아종증후군(Familial Retinoblastoma), 리-프라우메니증후군(Li-Fraumeni Syndrome) 등 유전성 암 증후군을 가지고 있다면 정상 조직이 방사선 치료에 더욱 민감할 가능성이 있으므로 방사선 치료 주치의와 상의하여 치료해야 한다. 그리고 이차암 검진에도 유의할 필요가 있다.

"치료가 끝났다면 어떤 검진을 받을까요?"

앞서 살펴본 원발암 검사(감시)를 제외하면, 첫 번째로 생각할 것은 '국가검진' 또는 '공단검진'이라고 불리는 '국민건강보험공단 일반건강검진 암검진'이다(〈표 9-1〉).

이 검진은 해당 연령과 성별을 고려하여, 한국인에게 발생하기 쉬운 만성 질환(고혈압, 당뇨병, 빈혈, 간장질환, 고콜레스테롤혈증 등)과 암(위암, 대장암, 간암, 자궁경부암, 유방암, 폐암)에 대한 기본 검진을 포함하고 있다. 최소한 이 검사는 꼭 받는 것이 좋다. 또한 가능하면 위암이나 대장암 검진은 내시경을 이용한 검사에서 이상 소견에 대한 조직검사나 치료가 이루어지는 경우가 있으므로 내시경 검진을 권고하는 편이다.

두 번째는, 암 위험 요인이 있는지 생각해야 한다. 흡연과 관련이 깊다고 알려진 암종인 두경부암, 폐암, 식도암, 방광암, 췌장암 등을 이미 진단받았거나, 현재 흡연자이거나, 금연했지만 과거 흡연량이 많았다면 폐암이나 그 외 흡연 관련 암의 검진을, 음주량이 많다면 대장암, 간암 등에 대한 정밀 검진을 고려해야 한다.

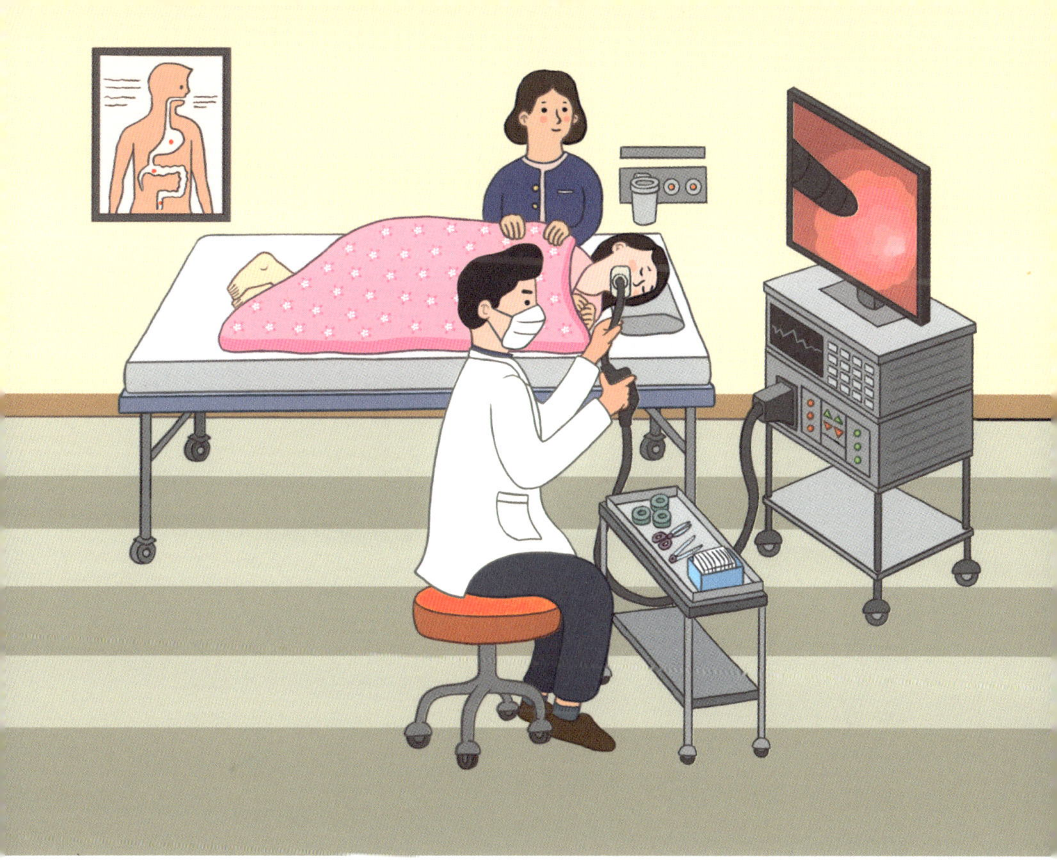

사람에 따라 위험도가 다르고 검진 방법에도 장단점이 있으므로 환자에게 맞는 검진 방법은 전문 의료진과 상의하여 결정하는 것이 좋다.

세 번째로, 가족력이 있는지 생각해야 한다. 일반적으로 가까운 가족(부모, 자녀, 형제자매) 중 한 명 이상 암 가족력이 있다면, 해당 암 위험도는 약 2배 이상 증가한다. 또한 가까운 가족 중 여러 명에게서 비슷한 종류의 암이 발생했거나 어린 나이에 진단받은 암

<표 9-1> 국민건강보험공단 암검진 및 권고안

암종	검진 대상	검진 주기	검진 방법
위암	만 40세 이상 남녀	2년	기본 검사: 위내시경 검사 (단, 위내시경 검사를 실시하기 어려운 경우 위장조영 검사를 선택적으로 시행)
간암	만 40세 이상 남녀 간암 발생 고위험군 (간경변증이나 B형 간염 바이러스 항원 또는 C형 간염 바이러스 항체 양성으로 확인된 자)	6개월	간초음파 검사 + 혈청알파태아단백 검사
대장암	만 50세 이상 남녀	1년	분변잠혈 검사: 이상 소견 시 대장내시경 검사(단, 대장내시경을 실시하기 어려운 경우 대장이중조영 검사 선택적 시행)
유방암	만 40세 이상 여성	2년	유방촬영술
자궁경부암	만 20세 이상 여성	2년	자궁경부세포 검사
폐암	만 54세 이상 만 74세 이하의 남·여 중 폐암 발생 고위험군*	2년	저선량 흉부 CT

매 2년마다 1회, 비사무직은 매년 실시(일반적으로, 주민등록 기준 생년이 짝수해이면 짝수 해, 홀수 해이면 홀수 해에 안내를 받게 됨. 다만 전년도 미수검자가 공단에 요청 시 금년도 검진 대상으로 추가 등록은 가능함).

*폐암 고위험군 기준: 해당 연도 전 2년 내 국가건강검진과 금연치료지원사업의 문진표 자료 중 30갑년 이상 흡연 경력의 현재 흡연자.
갑년이란? 1일 흡연량(갑) × 흡연 기간(년)

출처: 국민건강보험 홈페이지

등 유전성 요인이 의심된다면 암 유전자 검사에 대해 의료진과 상의해 볼 수 있다. 이때는 일반 인구에 비해 암 위험도가 5~10배 이상 증가하는 경우가 있어 보통의 검진 프로그램으로는 조기 발견이 어렵고, 정밀 검진이나 다른 예방 전략이 필요할 수도 있다.

아무 증상이 없을 때 받는 것이 '검진'이다. 치료 중 정기 검사를 잘 받고, 치료 후에도 전반적인 정기 검진을 꼭 받아야 한다. 환자들이 치료 후에도 오래, 건강하게 일상생활을 유지하기 위해서 건강검진의 중요성은 아무리 강조해도 지나치지 않을 것이다.

암이 의심되는 증상이 있거나 검사를 원할 때

대부분의 암 환자들은 건강검진 센터나 1·2차 병원에서 암을 진단받게 된다. 막연한 증상만으로 대학병원이나 상급종합병원에서 진찰 및 검사를 받기에는 너무 오랜 시간을 기다려야 하고, 환자가 부담해야 할 비용도 커지기 때문이다. 따라서 만약 나에게 암이 의심되는 증상이 있거나 검사를 원할 때는 우선 건강검진센터나 1·2차 병원에 내원하여 의사의 진찰을 받고 필요한 검사를 진행하는 것을 권한다. 연세암병원의 경우 '세브란스 헬스체크업(1588-7757, https://checkup.severance.healthcare, 서울역 연세세브란스빌딩 소재)'에서 검진 업무를 담당하고 있으나 국민건강보험공단 건강검진 수검기관은 아니므로 내원 전 확인을 요한다.

만약 암이 의심되는 소견이 있거나, 건강검진센터 또는 1·2차병원의 검사에서 이미 암이 진단된다면 '큰 병원에 가 보기'를 권할 것이다. 이 경우 우선 원 주치의로부터 '진료의뢰서'와 원래 검사에 관련된 자료를 신청하여 지참한다.

연세암병원에서 진료받기를 원하는 환자라면 대표번호인 1599-1004 또는 인터넷 홈페이지 https://cancer.severance.healthcare/, 모바일 어플리케이션 'My 세브란스'를 이용하여 진료 예약을 신청할 수 있다.

예약 후 진료 시에는 준비한 '진료의뢰서(요양급여의뢰서, 의료급여의뢰서)'를 반드시 지참하고, 기존 검사와 관련된 자료(일반적으로 영상 검사 결과가 담긴 CD, 조직검사 결과지 등)도 준비된 것이 있다면 함께 가지고, 가능하면 30분~1시간 먼저, 원무과를 거쳐 진료과에 도착할 수 있도록 한다. 해당 진료과의 진료가 처음이라면 본 진료 전 예비 진료(예진) 과정이 필요한 경우도 있다. 보통 본 진료가 끝나면 당일~수일 내로 암에 관련된 다른 검사가 이루어진다.

암 치료 방법을 정하기 위해서는 암에 대한 확진 검사와 암의 병기, 범위를 결정하는 검사가 필요하다. 이러한 검사를 진행한 후 치료 방법이 결정되면(수술, 항암 약물 요법, 항암 방사선 요법 등) 치료 방법에 대한 설명, 효과, 부작용, 예후에 대한 설명과 함께 치료에 필요한 검사나 보조적인 요법이 이루어질 수 있다.

10

암 환자의 희망인 중입자 치료

암 환자의 희망인 중입자 치료

금기창 연세암병원장

인공지능(AI)과 함께 생활하는 첨단 과학의 시대가 진행되고 있다. 대한민국 의료 수준도 현대 학계의 난치병으로 알려진 암 환자 열 명 중 일곱 명을 완치시키는 세계 정상급이다. 이제 암 환자들은 치료 효과뿐 아니라 고통과 부작용을 못 느끼는 치료법을 원한다. 중입자 치료는 일상과 함께하는 암 치료라는 암 환자들의 희망을 현실화시킨 꿈의 치료법이다.

중입자 치료 원리

중입자 치료는 중입자(Heavy Ion) 중에서도 탄소 이온을 이용한 방사선 치료법이다. 통상 물질의 구조를 분자 → 원자(1/10000mm) → 원자핵(1/1조mm) 등으로 계속 세분화하다 보면 더 이상 나눌 수 없는 최소 알갱이 소립자(素粒子, Elementary Particle)에 이른다. 소립자는 300여 종인데 수소보다 무거운 입자를 중입자라고 하며 탄소, 네온, 실리콘, 아르곤 등이 있다. 이 중 암 치료에는 가장 효과적인 탄소가 사용된다([그림 10-1] 참조).

치료 효과를 보려면 우선 탄소 이온을 선형가속기에서 1차 가속한다. 이후 또다시 원형가속기에서 2차 가속을 하면 빛의 70% 속도에 도달한다. 이처럼 광속(光速)에 가깝게 변한 '탄소 빛(Beam)'은 암세포를 제거할 파괴력을 가지게 된다. 바로 이 탄소 빛으로 암 덩어리에 0.1mm 수준까지 정밀하게 조준 타격을 하면 암세포 유전자가 끊어지고 사멸(死滅)된다. 인류가 암 환자에게 방사

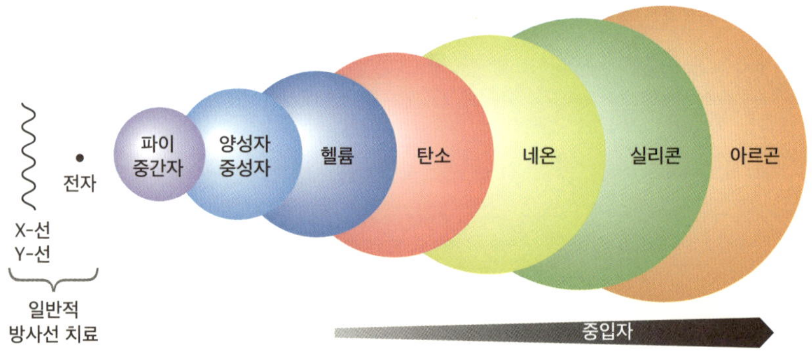

[그림 10-1] 방사선, 양성자, 중입자 치료 입자의 크기 및 종류
(Gunma University Heavy Ion Medical Center)

선 치료를 시작한 이후 꿈꾸며 상상했던 치료법이 첨단 과학과 결합한 중입자 치료를 통해 현실화되었다고 할 수 있다.

중입자 치료의 특징

물리적 특성

방사선 치료의 기본은 X선에서 출발한다. X선은 원자를 구성하는 전자와 핵을 반응시켜 높은 에너지의 고속 전자를 만들어 암세포에 쪼인다. 이때 전리 작용(Ionization Reaction)이 일어나고 활성 산소 등이 작동해 암세포 DNA를 손상시킨다. 참고로 전리 작용은 전리 방사선(X-선, γ-선, 중입자선, 양자선 등)이 물질을 통과하면서 핵 주변을 도는 중성 전자를 양이온과 음이온으로 분리하는 것이다.

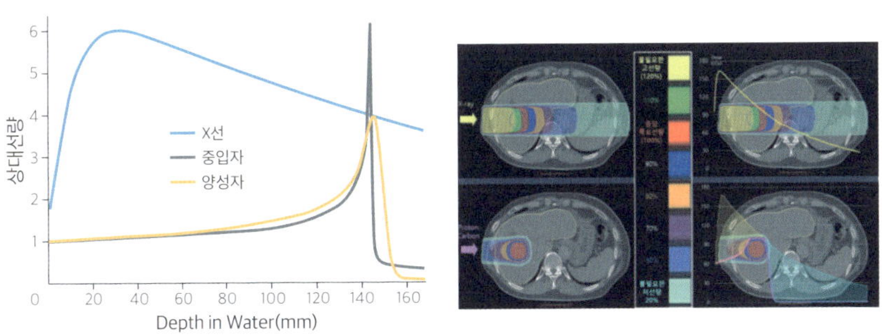

[그림 10-2]
방사선 치료의 종류에 따른 선량 분포(Frontiers in Oncology 2015; 5(3): 269, 왼쪽)
X선 방사선 치료와 입자 치료의 선량 분포 비교(연세암병원, 오른쪽)

방사선은 입자 없이 에너지만 발산하기 때문에 인체에 들어오면 점차 에너지가 감소한다. 암 환자에게 몸속의 암세포를 죽이기 위해 X선을 조사하면 암세포보다 처음 인체와 접촉하는 피부와 주변의 정상 조직이 더 많은 방사선량을 받게 되는 이유이다.

반면 중입자를 비롯한 입자선(Particle Beam, 한 방향으로 흐르는 입자 다발)은 입자가 직접 세포 DNA를 타격해 세포를 손상시킨다. 그 결과 처음 조사한 입자선이 목표한 특정 깊이에 도달하면 바로 그 지점에서 에너지를 전부 폭발시키고 사라진다. 즉, 방사선이 처음 부딪치는 피부 주변 정상 조직부터 손상시켜 나가는 X선과 달리, 입자선은 몸 안의 암세포에 도달한 이후에 높은 에너지를 뿜으면서 암세포를 파괴시킨 뒤 소멸된다. 일명 '브래그 피크(Bragg Peak)'로 불리는 이 입자선의 특징은 기존의 방사선 치료보다 암세포 사멸 능력은 뛰어나고 정상 조직 손상은 미미해 부작용이 적다.

암 치료에 사용되는 입자선은 크게 양성자와 중입자가 있다. 양성자는 수소 이온을, 중입자는 탄소 이온처럼 무거운 입자를 이용한다. 둘 다 '브래그 피크'가 있지만 탄소 이온이 수소 이온보다 12배 무겁다 보니 브래그 피크 효과도 크고 암세포를 파괴시키는 폭발력도 훨씬 강력하다. 단, 양성자선은 브래그 피크를 보인 후에는 방사선량이 완전 소멸되지만 중입자선은 입자가 붕괴되면서 약간의 잔여 선량이 그 자리에 남는다.

생물학적 특성

중입자 치료는 세포를 죽이는 물리학적 작용뿐 아니라 생물학적 손상 기전도 기존의 방사선 치료와 다르다. 방사선으로 세포가 파괴되는 과정에는 다양한 요소가 작용한다. 우선 암세포마다 기본적인 특징이 달라 방사선에 저항하는 경우가 있다. 또 X선이 초래한 세포의 활성산소 변화를 잘 견뎌 내는 암세포도 있다. 특히 암줄기세포는 다양한 방사선 치료에 대해 저항 능력이 강하다. 그 결과 암줄기세포는 방사선 치료를 해도 효과가 적고, 이후 암의 재발 및 원격 전이에 중요한 역할을 한다. 즉, 기존의 방사선 치료에는 뚜렷한 효과를 보기 어려운 셈이다. 반면 중입자 치료는 암줄기세포처럼 방사선 치료에 저항성을 보이는 다양한 암세포를

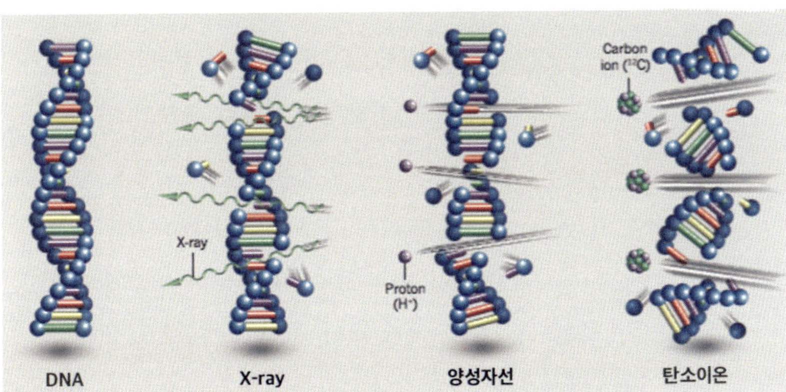

[그림 10-3] 방사선, 양성자, 중입자 치료에 의한 DNA 손상

(Nature 2014; 508: 133-138)

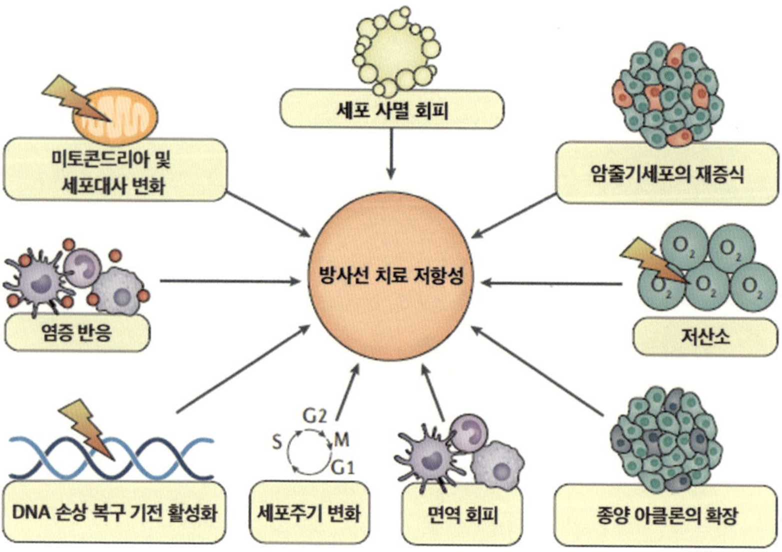

[그림 10-4] 방사선 치료의 다양한 저항성 기전
(Nat Rev Gastroenterol Hepatol 2020; 17: 298-313)

죽이는 능력이 기존의 방사선 치료보다 훨씬 크다. 실제 암줄기세포를 효과적으로 사멸시킨다는 희망적인 결과가 다양한 연구를 통해 확인되고 있다.

의학적으로 방사선 치료 효과를 좌우하는 요소는 각 암세포가 가지고 있는 방사선에 대한 감수성과 암세포 주변의 환경적 요인을 꼽을 수 있다. 한 예로 암세포 주변 산소량에 따라 방사선 치료 후 나타나는 생물학적 변화가 다르다. 기존의 X선은 산소가 적은 환경에서 암세포의 DNA를 효과적으로 파괴시키지 못한다. 반

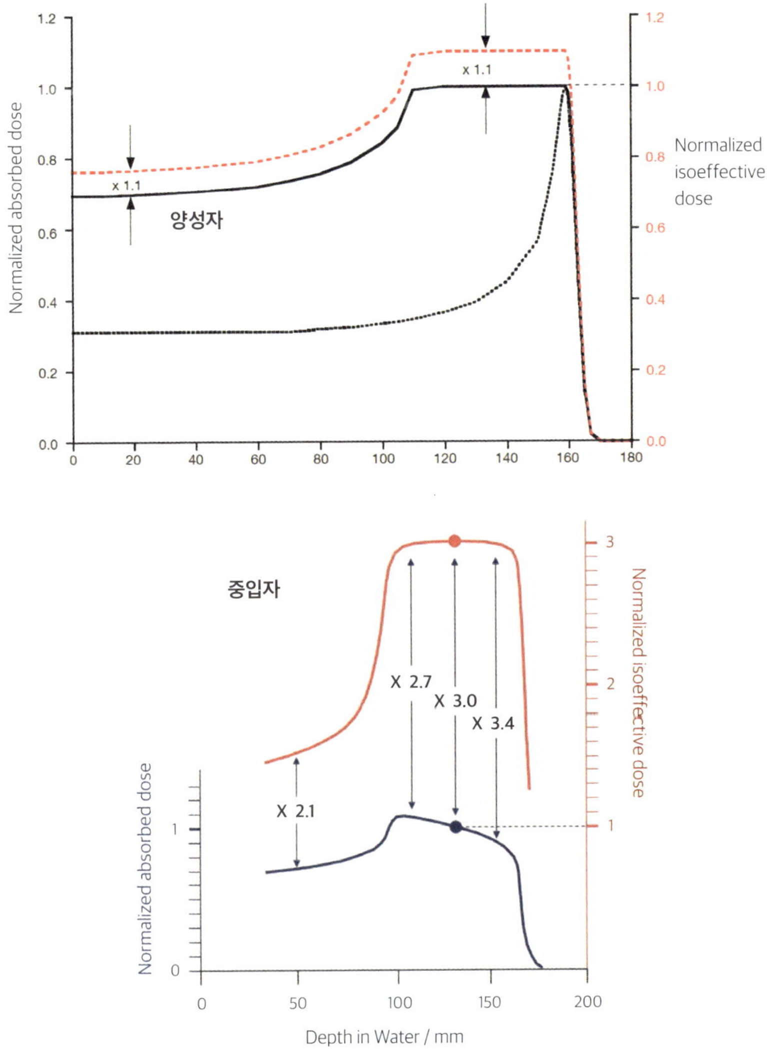

[그림 10-5] 양성자 및 중입자 치료의 상대생물학적효과
(International Atomic Energy Agency, Vienna, 2008)

면 중입자 치료는 암세포 주변의 산소량이 적더라도 암 조직을 사멸시키는 능력이 뛰어나다.

비단 산소량뿐 아니라 방사선 치료 효과에 미치는 요인은 다양하다. 따라서 치료 현장에서는 치료 결과에 영향을 미치는 모든 요인들, 방사선 치료에 사용되는 선량, 암세포 손상 정도 등을 분석해 실제 각 요인들과 암 치료 효과의 상관관계가 얼마나 되는지를 객관적으로 평가해야 한다. 이를 위해서 상대생물학적효과(Relative Biological Effectiveness, RBE)를 활용한다. 방사선 치료가 암세포에 미치는 생물학적 효과를 객관적으로 비교한 수치인 셈인데, 상대생물학적효과가 기존의 방사선 치료를 1이라고 할 때 양성자 치료는 1.1, 탄소 이온을 이용한 중입자 치료는 2.5~3 정도이다. 객관적 수치를 통해 동일한 물리적 선량을 조사해도 중입자 치료의 세포 파괴 효과가 기존의 방사선 치료보다 훨씬 더 크다는 사실이 입증된 것이다.

최상의 방사선 치료

앞서 말한 중입자의 물리적, 생물학적 특징 덕분에 중입자 치료는 암 환자를 치료할 때 여러가지 장점을 발휘한다. 우선 암세포를 파괴시키는 살상 능력이 탁월하다. 고도의 선량을 암세포에 정밀하게 집중 조사하면 상대생물학적효과는 최고 수준에 도달한다. 기존의 방사선 치료보다 암세포는 훨씬 치명적인 손상을 입는 반면 중입자선이 지나가는 정상 조직 손상은 적어 치료로 인한 부작용이 적다.

중입자 치료의 또 다른 장점은 기존의 방사선 치료에 저항하는 악성 종양도 효과적으로 사멸시킬 수 있다는 사실이다. 난치성 암이나 재발성 암이 여기에 해당한다. 사실 방사선 치료를 열심히 해도 원하는 효과를 못 보는 경우는 적지 않다. 특히 방사선 치료 후 일시적으로 효과를 보는 듯했지만 얼마 후 또다시 재발한 경우에는 이미 많은 양의 방사선량이 체내에 누적된 상태라 기존의 방사선 치료를 또다시 반복하기는 어려울 때가 많다. 반면 중입자 치료는 이런 재발성 암 환자에게도 좋은 치료 효과를 보여 준다.

중입자 치료에 사용되는 방사선량은 암 조직에는 매우 높지만 정상 조직에는 미미한 정도이다. 덕분에 한 번 치료할 때 조사하는 방사선량을 획기적으로 높일 수 있다는 사실도 큰 장점이다. 실제 기존에는 5~6주에 달했던 치료 기간을 중입자를 이용해 2~3주 이내로 단축시킬 수 있게 됐으며, 치료 효과가 1주일 이내에 나타나기도 한다. 한 예로 폐암 1기 병변은 단 한 번의 중입자 치료만으로 사멸되기도 한다. 기존의 방사선 치료를 받기 위해 환자들이 한두 달에 걸쳐 수십 번씩 병원을 다니면서 치료를 받아야 했던 불편함을 크게 해소시켜 준 것이다. 병원에서 멀리 떨어진 지역에서 방사선 치료를 받아야 하는 환자들이 치료 중 겪어야 하는 일상의 문제점들은 현저하게 개선될 것이다.

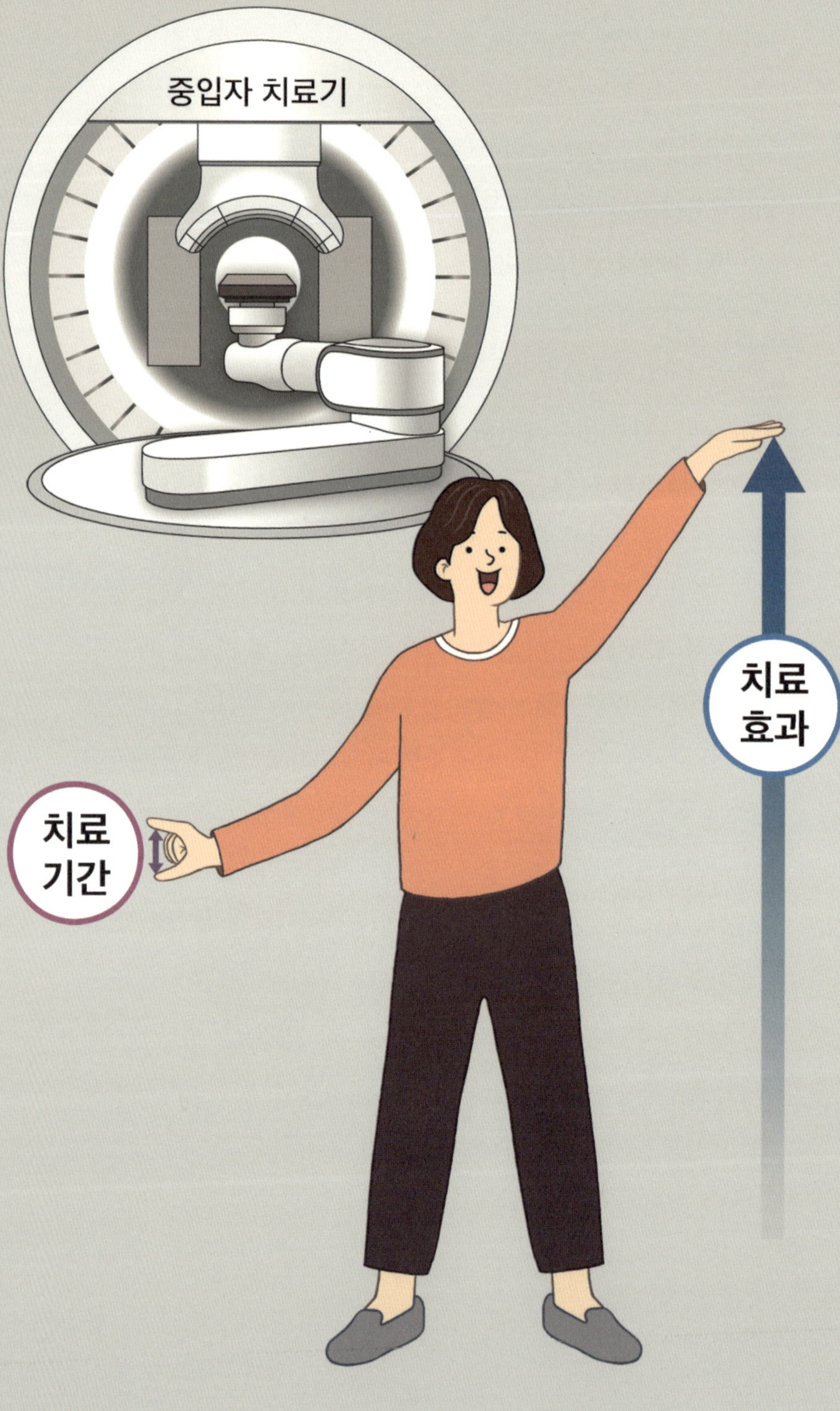
중입자 치료기
치료
효과
치료
기간

난치성 암도 치료하는 중입자 치료

중입자 치료는 폐암, 간암, 췌장암 등의 난치성 암은 물론 뼈나 연부조직에 발생한 육종, 척삭종, 재발성 직장암, 두경부암, 악성 흑색종 등 매우 다양한 암 환자들이 혜택을 볼 수 있다. 특히 중입자 치료는 기존의 X선 방사선 치료에 효과를 못 봤던 환자들에게 도움이 될 것이다.

예를 들어 두경부암 중에서도 기존의 방사선 치료에 심하게 저항하는 샘낭암종은 중입자 치료가 부작용까지 덜어 주는 좋은 대안이 될 수 있다. 척삭종은 기존의 방사선 치료는 물론, 양성자 치료에 비해서도 중입자 치료가 탁월한 국소 치료 효과를 보인다. 간암이나 전립선암의 경우에는 기존의 방사선 치료를 받을 때에 비해 치료 횟수는 줄이고 효과는 향상된다. 대표적인 난치성 암인 췌장암, 재발성 직장암은 중입자 치료가 희망의 메시지를 전해 줄 것이다. 수술이 불가능한 상황의 골육종 환자에게도 중입자 치료는 마치 수술로 암 덩어리를 제거한 것 같은 결과를 가져다줄 것이다.

중입자 치료는 단독 치료뿐 아니라 다른 치료법과 병용하는 다양한 방식으로 활용될 수 있다. 예컨대 수술과 중입자 치료를 같이 하면 종양의 크기가 훨씬 효과적으로 줄어든다. 중입자 치료와 항암 치료가 동시에 진행돼도 시너지 효과는 탁월하다. 방사선 치

<표 10-1> 기존 치료와 중입자 치료의 치료 성적 비교

(Lancet Oncol. 2015 Feb; 16(2): e93-e100)

악성 종양	중입자 치료	기존 방사선 치료	비고
샘낭암종 (Adenoid Cystic Carcinoma)	5년 국소제어율: 74% 5년 생존율: 72% 3등급 이상 부작용: -	5년 국소제어율: 27~56% 5년 생존율: 25~57% 3등급 이상 부작용: 12.9%	
점막 악성 흑색종	5년 생존율: 35-58%	5년 생존율: 28-35%	
뇌기저부 및 경추의 척삭종 (Chordoma)	5년 국소제어율: 70~88% 3등급 이상 부작용: 0~5%	5년 국소제어율: 46~73% (양성자 포함) 3등급 이상 부작용: 6~7%	
엉치 부위 척삭종	5년 국소제어율: 88% 5년 생존율: 86%	5년 국소제어율: 56% (수술) 5년 생존율: 74% (수술)	
1기 폐암	5년 국소제어율: 79-95% 5년 생존율: 42~50% 3등급 이상 부작용: 0~3.7%	3년 국소제어율: 87.8~97.6% 3년 생존율: 42.7~60% 3등급 이상 부작용: 10~28%	
간암	5년 국소제어율: 81~95.7% 5년 생존율: 22.2~34.8%	5년 국소제어율: 86.9~87.8% (양성자 치료) 5년 생존율: 23.5~38.7% (양성자 치료)	**치료 횟수** 중입자 4회 양성자 10~24회
췌장암	2년 국소제어율: 47% 2년 생존율: 66%	1년 생존율: 6~46%	
전립선암	5년 생존율: 87~99% 2등급 이상 부작용: 1.9~6.1%	5년 생존율: 63~79% 2등급 이상 부작용: 4~29%	**치료 횟수** 중입자 16~20회 방사선 30~35회
골육종	5년 생존율: 32%	5년 생존율: 15~41% (수술)	중입자는 수술 불가능 환자 대상
재발성 직장암	5년 국소제어율: 95% 5년 생존율: 42%	5년 국소제어율: 9% 5년 생존율: 16%	
수술 불가능한 자궁경부선암	5년 국소제어율: 53.3% 5년 생존율: 50%	5년 국소제어율: 33~46% 5년 생존율: 25~29%	

료 분야만 보더라도 치료가 필요한 암 부위가 넓은 환자를 치료해야 할 때 광범위한 부위는 기존의 X선으로, 고선량이 집중적으로 필요한 부위에는 중입자 치료를 하면 된다.

국내 최초의 중입자 치료 시대 전개

중입자 치료는 현대 의학의 최첨단 치료법이다. 현재 일본, 독일, 이탈리아, 대만, 오스트리아, 중국 등 6개국에서 시행 중이며 국내에는 내년부터는 연세의료원이 시작한다. 현재 설립 중인 중입자 치료실은 한 개의 고정 치료실과 두 개의 회전 치료실 등 총 세 개로 구성되어 있다. 이 중에서도 특히 회전 치료실은 환자의 몸을 중심으로 기기가 회전하면서 암세포에 중입자선을 조사하는 방식인데, 이는 환자 개개인의 상태에 따라 최적의 방향과 위치에서 맞춤형 치료를 받는다는 것을 의미한다. 암세포 사멸에 가장 좋은 방향과 위치에서 중입자선을 조사함으로써 암세포는 효과적으로 제거하면서 정상 조직은 최대한 잘 보호되기 때문이다.

대한민국 최초의 중입자 치료를 시작하는 연세의료원은 이미 치료 경험이 쌓인 6개국의 노하우를 백분 활용해 난치성 암과 재발한 암으로 고통받는 환자에게 새로운 삶이라는 희망을 드릴 것이다. 또 현재 개발, 준비 중인 중입자 치료에 관한 다양한 연구 모델을 통해 더욱 업그레이드된 치료법도 전 세계에 제시하고 공유

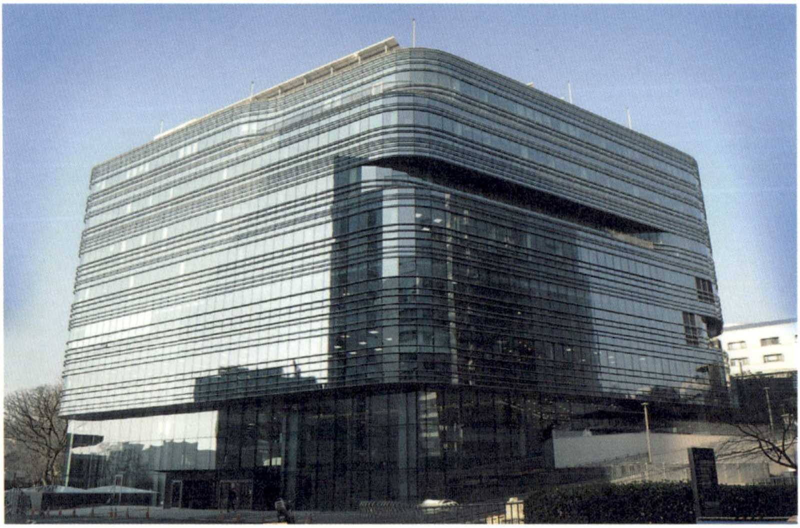

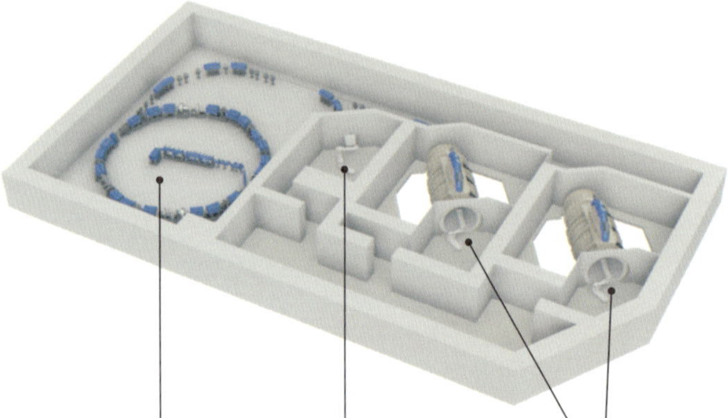

[그림 10-6] 연세의료원에 도입될 중입자치료센터

할 것이다. 이는 방사선종양학과 교수진과 해당 암 치료 관련 각 분야 전문가들이 실시간 소통하는 단단한 치료 기반을 통해 실현될 것이다. 중입자 치료는 단순히 첨단 기기 도입을 넘어 국내 암 치료 수준과 역량을 한 단계 도약시키는 계기가 될 것이다.

방사선 치료의 혁명을 이룬 꿈의 암 치료법

중입자 치료의 상용화는 방사선 치료의 혁명적 도약이라 할 수 있다. 비록 모든 암 환자가 혜택을 받을 수는 없지만 난치성 암 환자들은 꿈꾸던 치료를 현실에서 받게 되는 셈이다. 그간 국내에서 발생한 난치성 암이나 재발된 암 진단을 받은 환자 중에는 마지막 희망을 안고 중입자 치료를 받기 위해 일본으로, 독일로 출국을 하는 경우도 종종 있었다. 물론 내부분의 환자들에게는 불가능한 여정이었다. 이런 의미에서 연세의료원이 준비 중인 중입자 치료는 난치성 암 환자들에게 희망의 문을 열어 주는 과정이다. 연세의료원은 절망을 느끼는 암 환자들이 편안한 마음으로 최첨단 방사선 치료 혜택을 받도록 최선의 노력을 기울이고 있다.

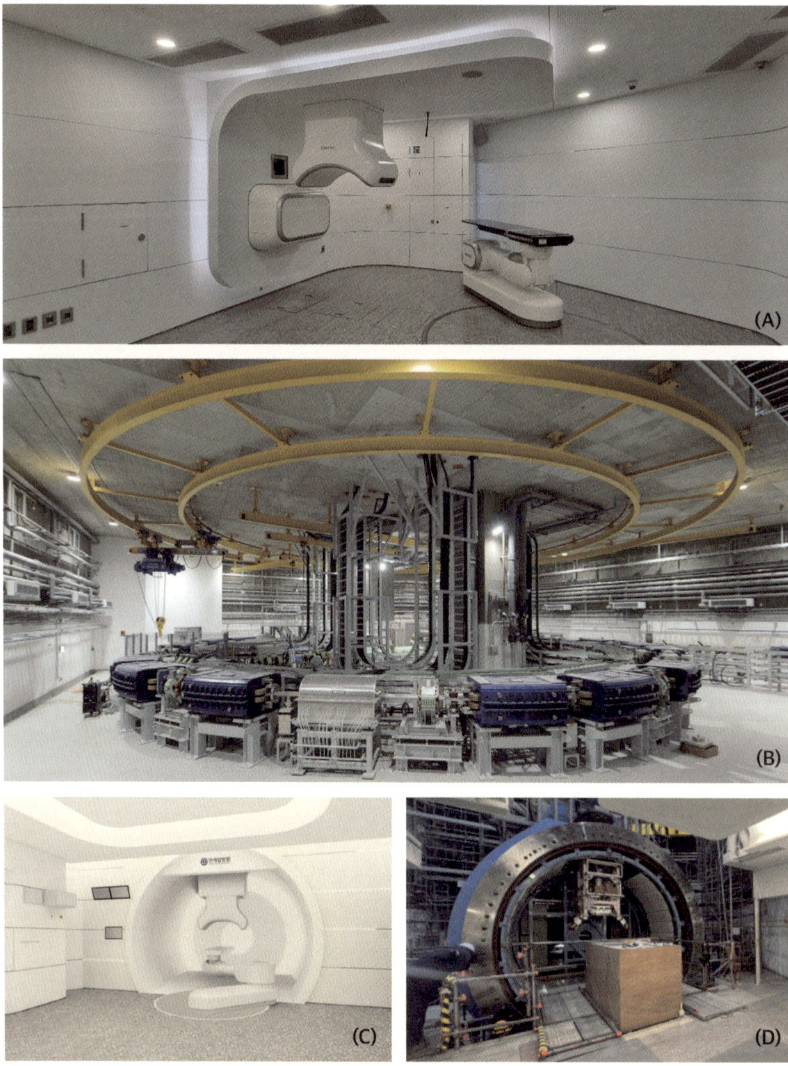

[그림 10-7] 연세의료원에 도입될 중입자 치료실

(A) 고정 치료실 전경 (B) 중입자 치료 시설 내 입자가속기의 모습

(C) 회전 치료실 이미지 (D) 공사 중인 회전 갠트리

참고문헌

1) Thariat, J., Hannoun-Levi, JM., Sun Myint, A. et al. Past, present, and future of radiotherapy for the benefit of patients. Nat Rev Clin Oncol 10, 52-60 (2013).

2) Gunma University Heavy Ion Medical Center (https://heavy-ion.showa.gunma-u.ac.jp/en/page.php?id=8)

3) 연세암병원 (https://sev.severance.healthcare/cancer/story/therapy.do#tab-content1)

4) Dilmanian FA, Eley JG, Rusek A, Krishnan S. Charged Particle Therapy with Mini-Segmented Beams. Front Oncol. 2015 Dec 1; 5: 269.

5) Marx, V. Sharp Shooters. Nature 508, 133-138 (2014).

6) Buckley AM, Lynam-Lennon N, O'Neill H, O'Sullivan J. Targeting hallmarks of cancer to enhance radiosensitivity in gastrointestinal cancers. Nat Rev Gastroenterol Hepatol. 2020 May; 17(5): 298-313.

7) IAEA Annual Report for 2008 (https://www.iaea.org/publications/reports/annual-report-2008)

8) Liermann, Jakob et al. Carbon ion radiotherapy in pancreatic cancer: A review of clinical data. Radiotherapy and Oncology 147, 145 150 (2020).

9) Yamada S, Kamada T, Ebner DK, et al. Carbon-Ion Radiation Therapy for Pelvic Recurrence of Rectal Cancer. Int J Radiat Oncol Biol Phys. 2016 Sep 1; 96(1): 93-101.

10) Kamada T, Tsujii H, Blakely EA, Debus J, De Neve W, Durante M, Jäkel O, Mayer R, Orecchia R, Pötter R, Vatnitsky S, Chu WT. Carbon ion radiotherapy in Japan: an assessment of 20 years of clinical experience. Lancet Oncol. 2015 Feb; 16(2): e93-e100.

11) Tsujii H, Kamada T. A review of update clinical results of carbon ion radiotherapy. Jpn J Clin Oncol. 2012 Aug; 42(8): 670-85.

12) Willett CG, Czito BG, Bendell JC, Ryan DP. Locally advanced pancreatic cancer. J Clin Oncol. 2005 Jul 10; 23(20): 4538-44.

부록

연세암병원 방사선 치료기의 역사

박경미, 김재연

암지식정보센터

1969년

국내 최초의 코발트 60(Co-60) 치료기 도입

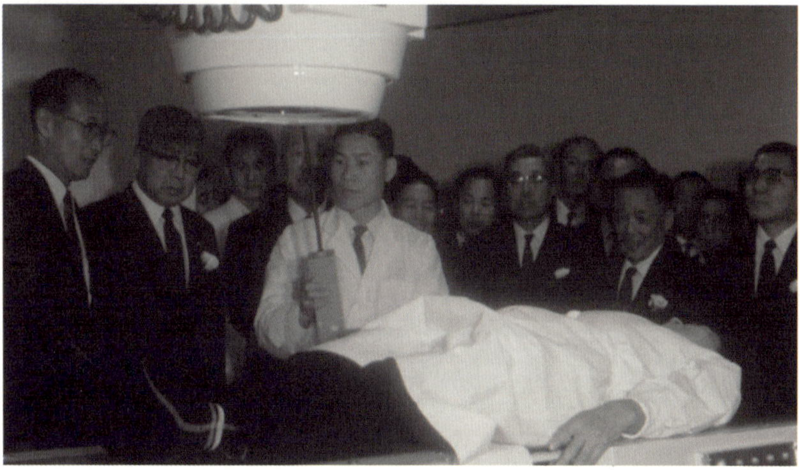

개원 당시 코발트 60 방사선 치료기 시연 장면[대한뉴스 781호(영상자료), 1969. 11. 15.]

연세암센터 개원과 함께 방사성동위원소인 코발트 60(Co-60, 4000 Ci)을 이용한 원격치료기가 도입됐다. 방사성동위원소를 환자의 피부에 통과시켜 몸 내부에 있는 종양까지 도달하게 하여 암세포를 죽이는 방법으로, 당시로서는 국내 최초이자 최고의 고성능 방사선 치료 장비였으며 이를 계기로 한국에서 방사선을 이용한 본격적인 암 치료 시대가 열렸다.

1970년대
첨단 암 치료 기기의 도입

1970년
국내 최초 방사선 모의 치료기(Simulator) 도입

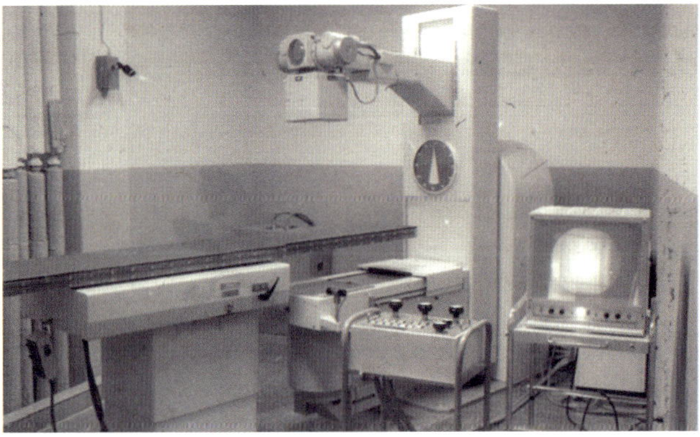

X-ray 모의 치료기(Shimadzu)

1970년 시마즈(Shimadzu)사의 모의 치료기 도입으로 암세포를 조준하는 장치를 통해 더욱 정밀하게 방사선 치료를 할 수 있게 만들었다. 모의 치료기는 실제 방사선 치료 장비와 같은 형태와 구조로 치료 설계를 돕는다. 표적 용적(Target Volume)을 포함시킬 수 있는 방사선 조사량을 보다 정교하게 결정할 수 있게 된 셈이다. 모의 치료(Simulation)에서 중심점(Isocenter)을 결정하고 이 지점을 기준으로 인체 윤곽을 수작업으로 그린 뒤 그 위에 방사선량을 얼마나 조사할지를 계획했다. 이 방법을 통해 현대 의학적 방사선 치료계획이 가능해졌다.

1972년

국내 최초 선형가속기(LINAC: Linear Accelerator) 도입

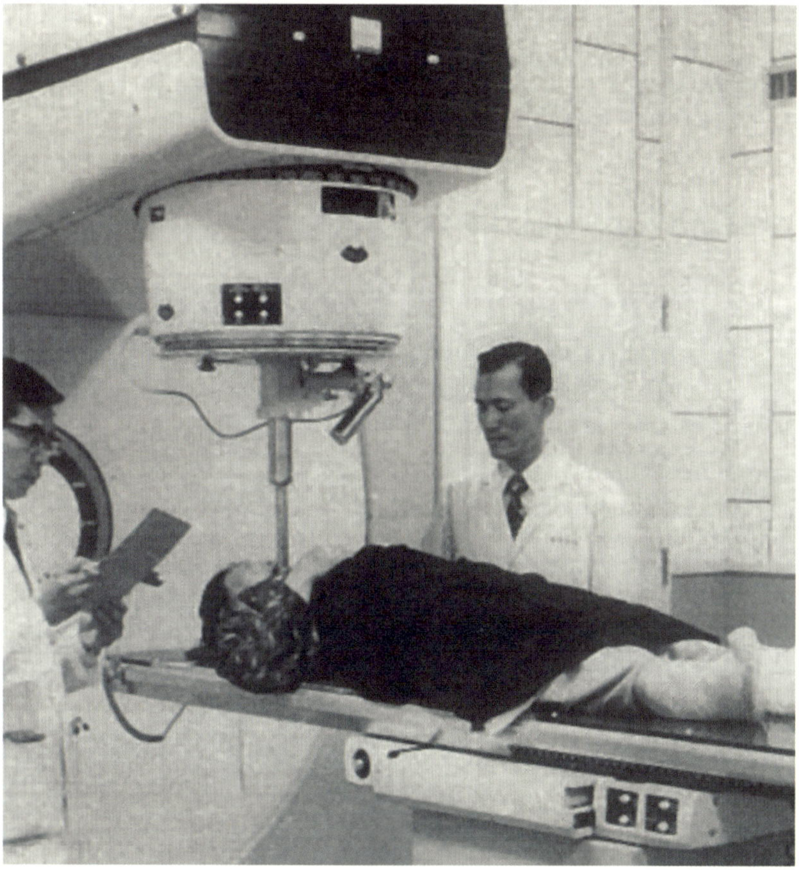

선형가속기(LMR-13, Toshiba)

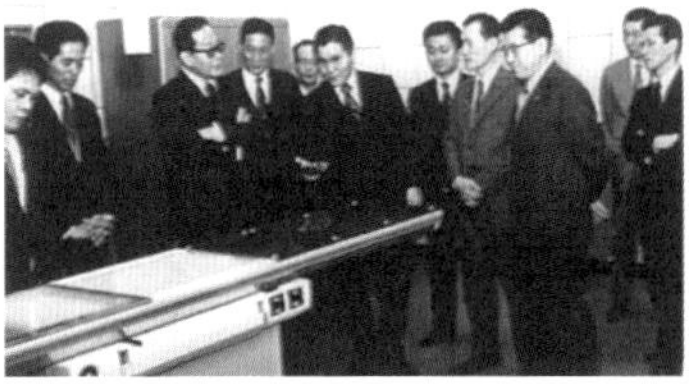

연세암병원 개원 4주년 기념 선형가속기 기동식. 박대선 총장이 키를 들고 최초로 가동하고 있다.

1972년 국내 최초로 선형가속기(LINAC: Linear Accelerator)를 도입하였다. 선형가속기는 전자선 가속 에너지, 출력 선향, 전자선 선별 사용 기능 등 여러 면에서 우수한 성능을 가진 기종이다. 국내에서는 유일하게 연세암센터에 도입되다 보니 이 기기로 치료를 받기 위해 환자들이 모여들었다. 암센터 개원 3년 기념일인 1972년 11월 10일 기동식을 하였으며, 선형가속기를 사용한 본격적인 치료는 1973년 1월 17일부터 시작되었다.

1979년

국내 최초 고선량률 강내 근접치료기 설치

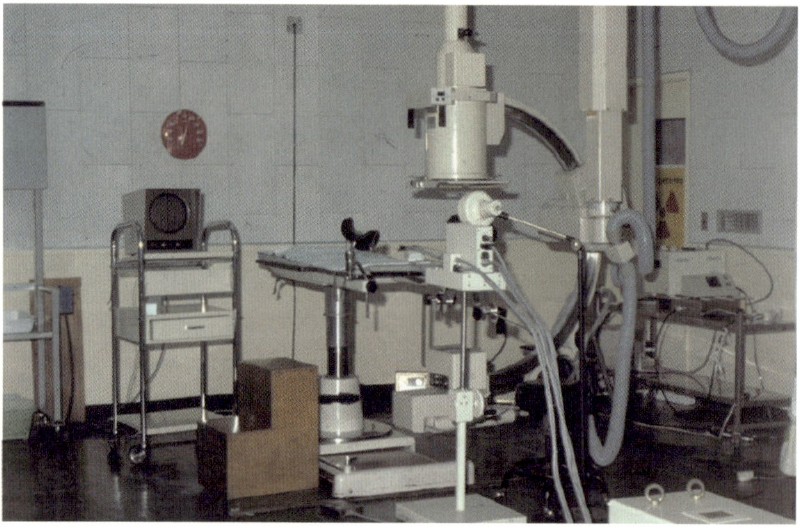

고선량률 강내 근접치료기(RALS-303, Toshiba)

연세암병원은 1979년 국내 최초로 방사성동위원소를 몸 안의 종양 혹은 종양이 발생하는 부위에 삽입하는 고선량률 강내 근접치료기를 도입하였다. 이 기기의 도입으로 C-arm(실시간 방사선 영상 장치)을 장착해 선원의 정확한 위치 파악이 가능해졌다. 또 소형 컴퓨터를 이용해 이전보다 신속하고 정확한 선량 분포도를 작성할 수 있었다.
이 기기의 도입으로 자궁암 치료의 성공적인 치료 성적과 안정성이 입증되어 저선량률 강내 치료와 달리 입원할 필요 없이 외래에서 편안하게 자궁경부암 강내 치료를 받을 수 있는 새로운 전기가 마련되었다.

1980년대

'치료 시설 현대화 계획'을 통한 최신 암 진단 및 치료 기기의 도입

1982년

신형 코발트 장비(Alcyon 6000 Ci, CGR MeV)로 교체

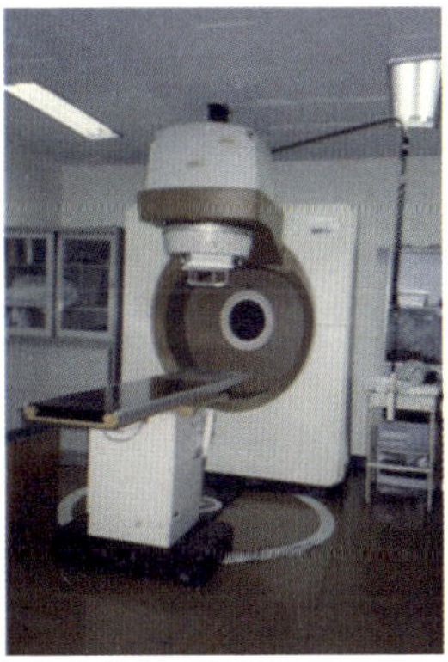

신형 코발트 장비(Alcyon 6000 Ci, CGR MeV)

1969년 도입되었던 코발트 치료기(Co-60, 4000 Ci)를 신형 코발트 장비(Alcyon 6000 Ci, CGR MeV)로 교체하였다.

1984년

새로운 선형가속기 설치 및 방사선 모의 치료기 교체

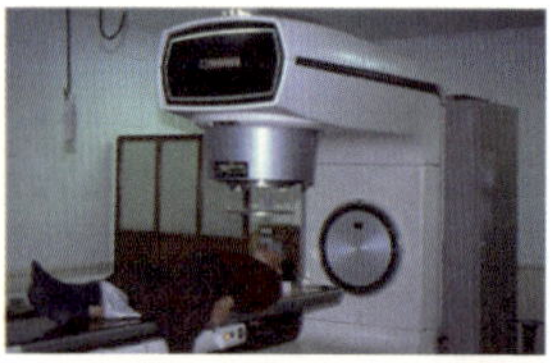

4MV 선형가속기(Toshiba)

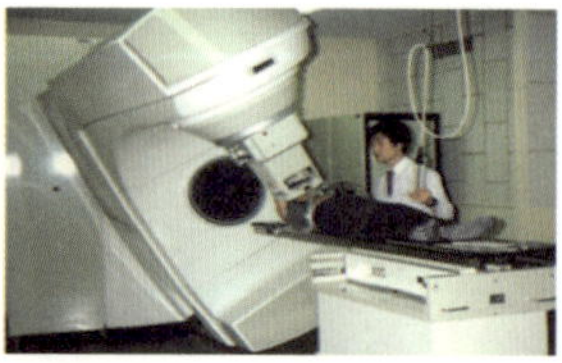

18MV 선형가속기(NEC)

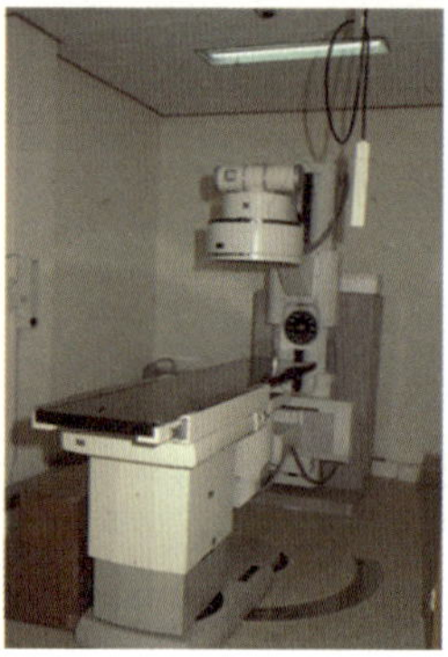

방사선 모의 치료기(Simulator)

12월 기존의 선형가속기 대신 성능이 향상된 신형 18MV 선형가속기(NEC)를 설치해 1985년부터 치료에 사용했다. 또 방사선 모의 치료기(Simulator) 교체, 컴퓨터를 활용한 전산화 방사선 치료계획 시스템 등도 마련했으며 4MV 선형가속기(Toshiba) 설치로 현대화 계획이 마무리됐다.

1988년

정위 방사선 수술 치료(Stereotactic Radiosurgery/Radiotherapy) 기술 개발

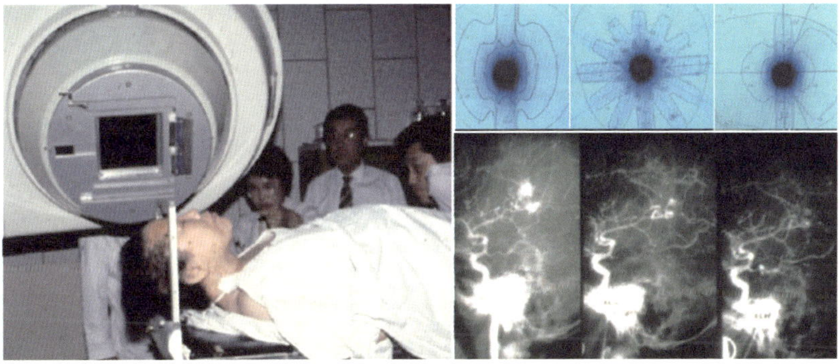

정위 방사선 수술 치료를 받는 뇌동정맥 기형 환자

치료방사선과 서창옥 전임강사가 선형가속기를 활용한 정위 방사선 수술 치료(Stereotactic Radiosurgery/Radiotherapy) 기술을 개발했다. 선형가속기가 발생시키는 방사선을 이용해 두개골을 잘라 내지 않고 두개강 내 및 두경부 내의 병소를 입체적으로 매우 정확하게 파괴하는 안전하고 비침습인 치료법이다. 감마나이프가 도입될 때까지 뇌동정맥 기형이나 뇌종양 치료에서 외과적 수술을 대체하는 치료법으로 사용했다.

1989년

고선량률 원격근접치료기(Gamma-Med 2) 도입

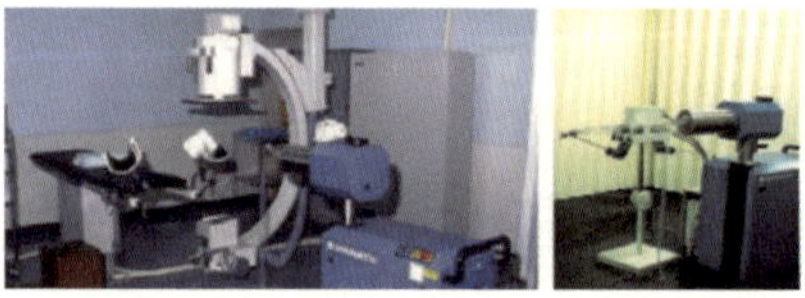

1989년 도입된 두 번째 고선량률 근접치료기(Gamma-Med 2)

방사성동위원소 이리듐-192를 이용한 고선량률 원격근접치료기(Gamma-Med 2)가 도입되어 고선량으로 자궁암을 강내 치료하는 일이 훨씬 더 활성화되었다. 이 치료기는 폐암, 식도암의 관내 근접치료 및 두경부암 혹은 연부 조직 육종에 대한 조직 내 근접치료에도 이용되었다.

1990년대

3차원 입체조형 방사선 치료 적용

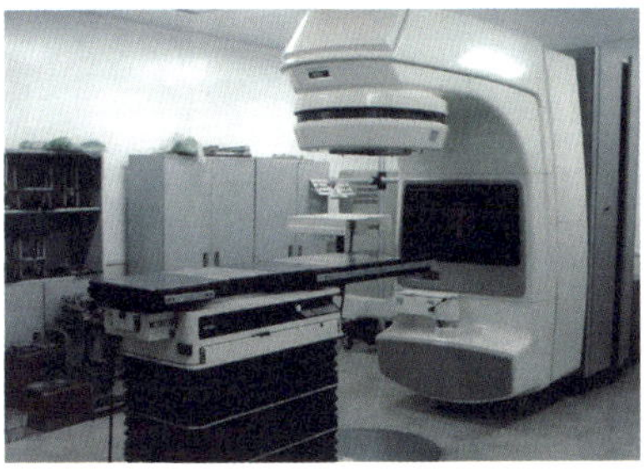

방사선 치료 기기(Clinac 2100 C/D, Varian)

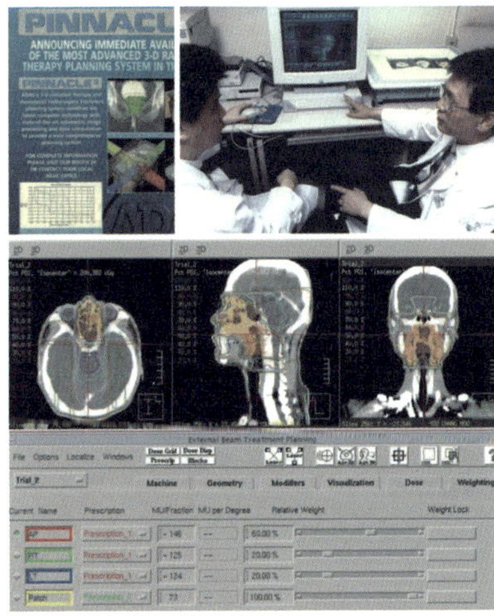

3차원 입체조형 치료 시행 사례

멀티 콜리메이터를 장착시킨 방사선 치료용 선형가속기(Clinac 2100 C/D, Varian)와 3차원 입체조형 치료계획 장비(Pinnacle 3, ADAC), 전자 포탈 영상 장치(EPID-Electronic Portal Image Device)를 국내 최초로 도입하였다. 3차원 입체조형 치료 기술이 적용되었다.

환자에게서 얻은 CT 영상을 기반으로 치료 목적 부위를 3차원 입체 영상으로 재구성한 후, 암이 생긴 모양에 맞도록 방사선 조사 위치와 방향을 결정하여 치료한다. 주변의 정상 조직을 최대한 보호하면서 종양 부위에만 방사선을 집중 조사할 수 있게 되었다.

2000년

CT 시뮬레이터 도입

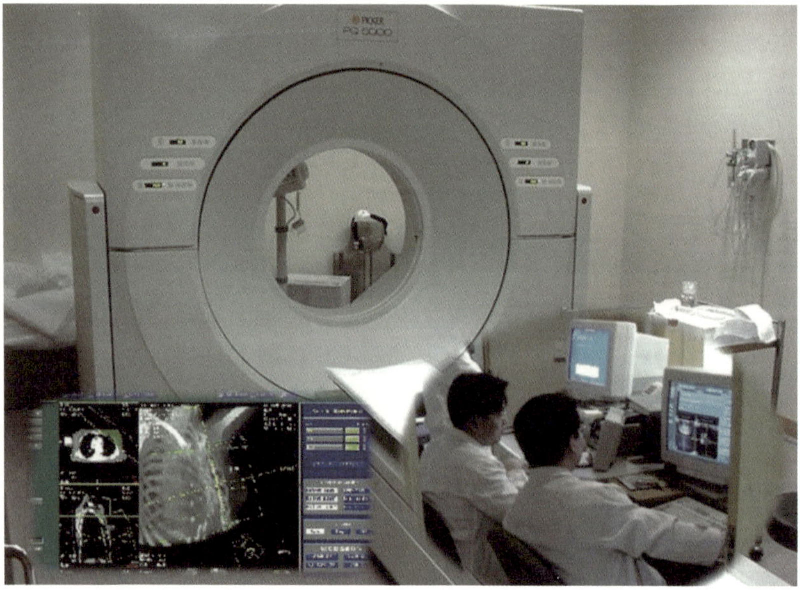

CT 시뮬레이터(PQ 5000, Picker)

2000년 5월 암센터에 최신 CT 시뮬레이터를 도입했다. 이 기기는 컴퓨터 단층 촬영기에 3차원으로 방사선 치료 시뮬레이션을 하고 방사선량 계산을 할 수 있는 장비가 부착되어 있어 종양의 크기와 모양을 더욱 정확히 그려 낼 수 있었다.

2002년

선형가속기(PRIMART Linac, Siemens)와 치료계획 장비(CORVUS Treatment Planning System, Nomos) 도입

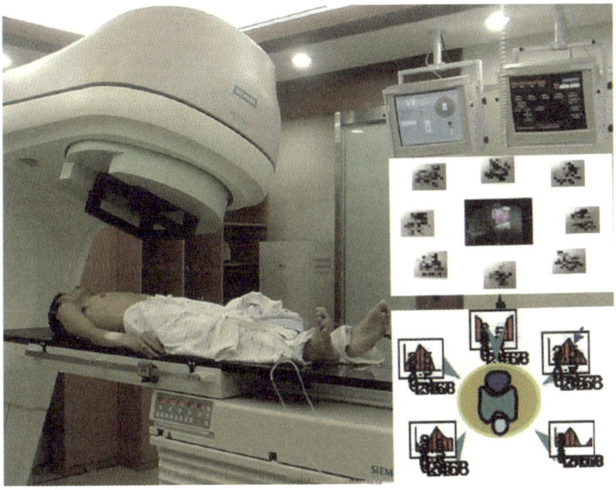

IMRT 장비(PRIMART Linac, Siemens)

2002년에는 본격적으로 세기변조 방사선 치료(IMRT: Intensity Modulated Radiation Therapy)를 전문적으로 수행할 수 있는 선형가속기(PRIMART Linac, Siemens)와 치료계획 장비(CORVUS Treatment Planning System, Nomos)가 도입되었다. 세기조절 방사선 치료는 3차원 입체조형 치료 중에서도 이전보다 진보된 고정밀 방사선 치료로서, 정상 조직에는 약한 방사선을, 암에는 강한 방사선을 내도록 방사선 세기를 조절하여 종양의 모양에 따른 맞춤 방사선 치료가 가능해졌다. 이에 따라 정상 조직의 피해를 최소화하는 환자 맞춤형 방사선 치료의 새 장을 열게 되었다.

2006년

토모테라피 도입

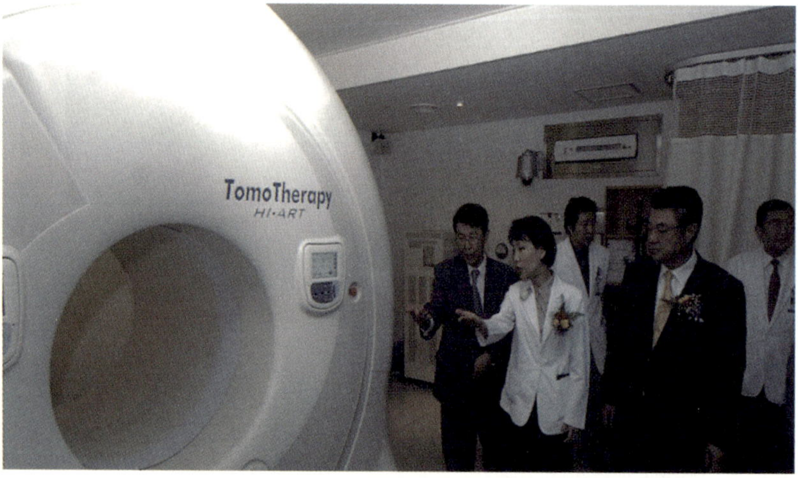

토모테라피 장비(Tomotherapy, Tomotherapy Inc.)

토모테라피(Tomotherapy)는 세기조절 장치, 감마나이프 등 기존 방사선 치료기의 기능을 모두 갖추고 있으면서도 훨씬 정밀하고 정확한 방사선 조사가 가능한 장치이다. 방사선을 발생하는 장치가 360도 회전하면서 방사선의 세기와 모양, 크기가 연속적으로 컴퓨터에 의해 조절되고, 동시에 환자의 고정용 침대가 천천히 이동하는 나선형 방사선 조사가 이루어진다. 토모테라피는 기존에 방사선 장비로 치료가 어려웠던 척추종양, 전신 원발성암, 전이암, 재발암 등 암이 여러 군데에 흩어져 있는 경우에도 한 번의 치료에 모든 부위를 포함시키게 됐고 종양이 불규칙하거나 치료 부위가 넓은 암 치료도 가능해졌다.

2011년

토모테라피 HD 5세대 도입

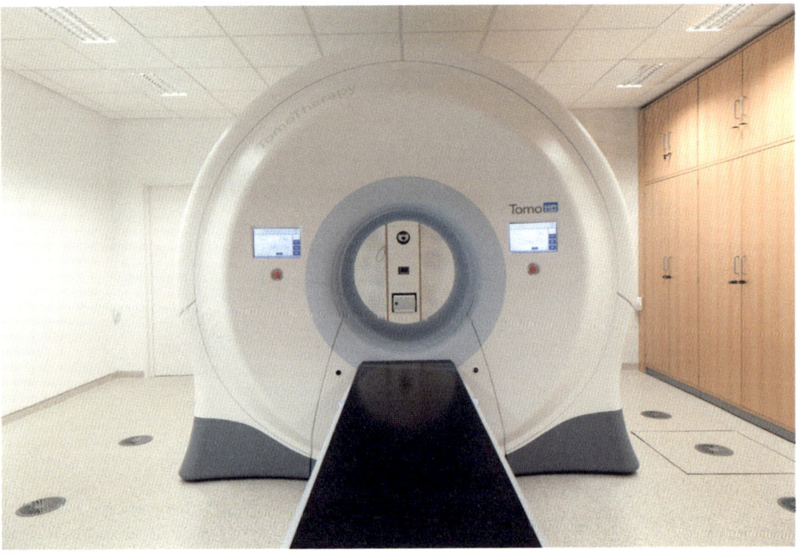

토모테라피 HD(Tomotherapy HD, Tomotherapy Inc.)

2011년 토모테라피 중 가장 진보한 기종인 토모테라피 HD 5세대와 'VMAT(Volumetric Modulated Arc Therapy, 용적 세기조절 회전 치료-터널 모양의 갠트리가 회전하면서 방사선량을 연속으로 전달하는 방식) Linac 치료기, Infinity(Elekta)'를 증설하여 더욱 정교하고 정확한 방사선 치료가 가능하도록 했다.

2014년

초정밀 방사선 치료기 Versa HD(Elekta) 도입

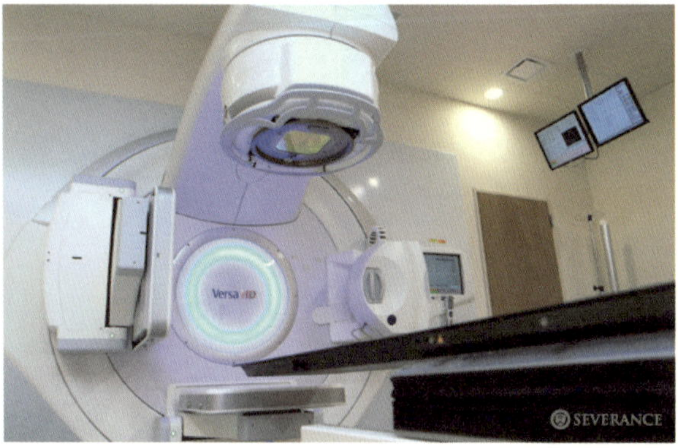

초정밀 Versa HD(Elekta)

2014년 8월에 도입한 초정밀 방사선 치료기 Versa HD(Elekta)는 체외 방사선 치료 분야 첨단 장비로, 아시아 최초로 연세의료원에서 도입했다. Versa HD는 더욱 정밀하게 뇌 이외 체부의 병소를 입체적으로 파괴할 수 있는 체부정위 방사선 치료(Stereotactic Body Radiotherapy)를 하는 데 도움을 준다. 또한 기존 장비의 3배에 달하는 높은 선량률과 정밀해진 다엽조준기를 통해 척수나 큰 혈관에 근접한 복잡한 종양도 치료할 수 있게 되었다. 치료 속도가 빠르고 정밀해 방사선 치료를 받는 환자들의 치료 결과가 향상되었다.

2015년

아시아 최초 다엽 콜리메이터(MLC: Multi Leaf Collimator)를 장착한 세기변조 방사선 치료기(Robotic IMRT) 도입

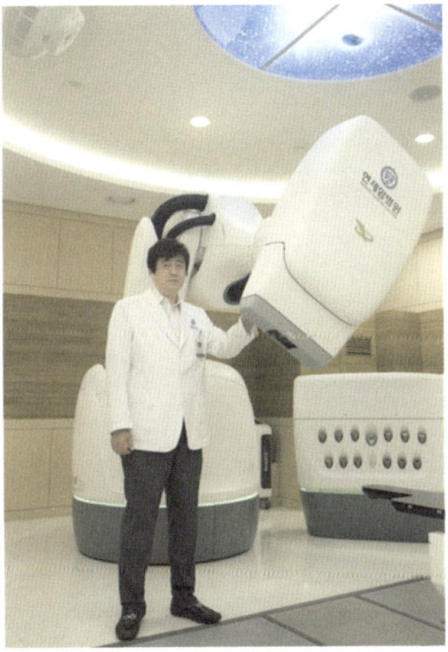

로봇 세기변조 방사선 치료기(Robotic IMRT)

아시아에서 최초로 방사선 조사 영역을 조절하는 다엽 콜리메이터(MLC: Multi Leaf Collimator)를 장착하여 방사선 조사 부위를 여러 개로 나누어 개별적으로 선량을 다르게 조사하는 방식의 세기변조 방사선 치료기(Robotic IMRT- Intensity Modulated Radiotherapy)를 도입했다. 3차원 입체조형 방사선 치료로는 특정 장기에 충분한 방사선 치료를 시행하지 못하는 경우가 있는데 2014년에 도입된 Robotic IMRT M6에 이 기능을 추가하여 치료 시간을 단축하고 정밀한 방사선 치료를 구현할 수 있게 되었다.

2019년

암병원 최신 Radixact, Versa HD 치료기 도입

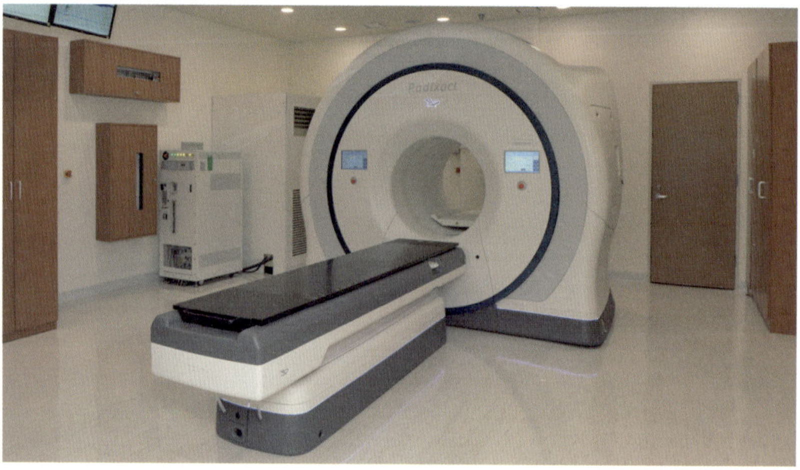

Radixact(Accuray)

2019년 4월 연세암병원이 최신 Radixact와 Versa HD를 도입하였다. Radixact는 애큐레이(Accuray)사의 최신 장비로 방사선량의 전달 및 MVCT(Mega Voltaged Computed Tomography) 촬영 속도를 향상시켜 치료 시간이 단축됐다. 또 치료 테이블에 새롭게 설치된 캐처는 환자가 누웠을 때 테이블이 휘지 않도록 도와줘 방사선 치료의 정밀성이 높아졌다.
엘렉타(Elekta)사 최신 장비인 Versa HD의 도입으로 4차원 실시간 영상 추적 기술을 통해 호흡에 의한 움직임이 큰 폐나 간 등에 발생한 종양 위치를 치료 중 실시간으로 확인하며 치료할 수 있으며 6방향으로 조정 가능한 테이블로 더욱 정밀하게 방사선 조사가 가능해졌다. 일반 선형가속기 방사선 치료 장비와 비교해 4배 이상 높은 고선량 방사선 치료가 가능해 치료 시간을 단축했다.

2022년

MR, CT 시뮬레이터 도입

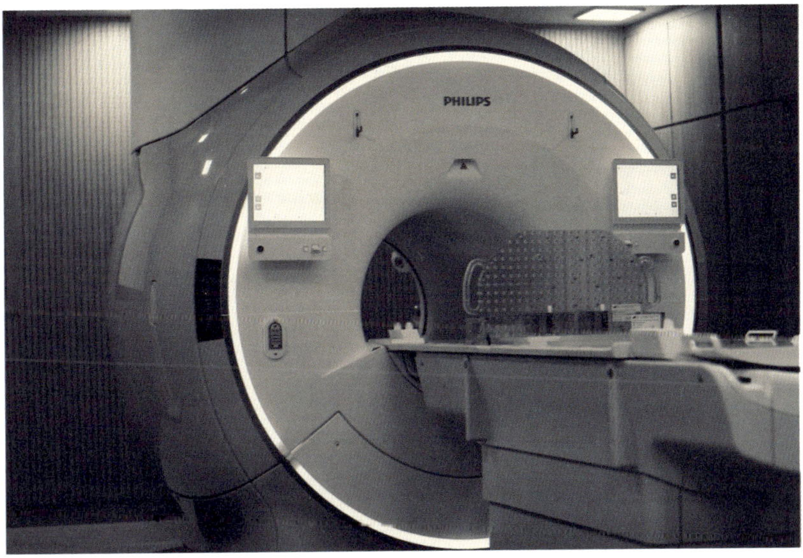

MR 시뮬레이터

2022년 1월 26일 중입자치료센터에 실제 방사선 치료 장비와 같은 형태와 구조로 치료 설계를 돕는 MR, CT 시뮬레이터를 도입하였다. 특히 폐나 간 등 환자의 호흡과 자세에 따라 변화하는 장기의 암 위치를 정확하게 파악하는 것은 물론, 그 부위의 물리적, 화학적 성질까지 알 수 있게 되었다.

MR, CT 시뮬레이터는 현재 이용 중인 모든 방사선 치료기에서 활용할 수 있다. 2023년 환자 치료가 시작될 중입자 치료기의 치료 정밀도를 획기적으로 높여 암 정복 시기가 앞당겨질 것으로 본다.

2023년

꿈의 치료기로 불리는 중입자 치료기 도입

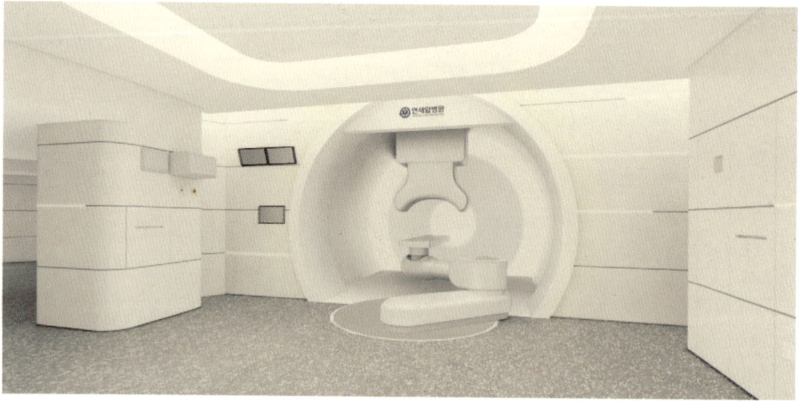

중입자 치료실 및 중입자 치료기 도안

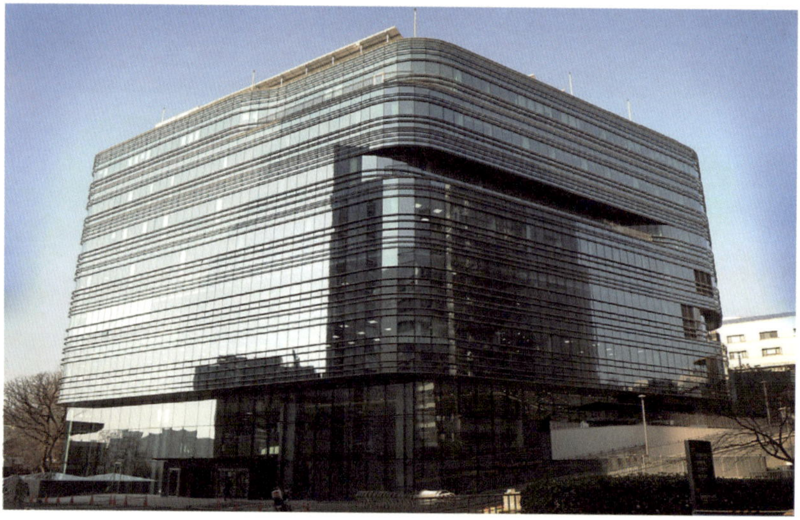

중입자치료센터

중입자치료센터(Heavy Ion Therapy Center)는 2019년 착공 이후 2023년 개원을 목표로 건립 중이다.

중입자 치료기는 X선이나 감마선을 이용하는 기존 방사선 치료기와 달리, 탄소 중입자를 가속기에 넣어 빛의 속도에 가깝게 가속하여 암 조직을 2분간 정밀 조준 타격해 파괴한다. 적은 방사선량으로도 뛰어난 치료 효과를 낼 수 있으며 기존 방사선 치료로 치료가 어려웠던 난치 암 치료도 가능할 것으로 기대된다.

또한 중입자 치료기는 치료 시간이 매우 짧고 통증도 없어 치료 후 당일 귀가할 수 있고, 정상 세포에 거의 영향을 미치지 않아 부작용도 거의 없다는 장점이 있다.

중입자치료센터는 2023년 3월부터 본격적인 암 환자 치료를 시작할 예정이다.